国家社会科学基金项目（14CRK008）研究成果
陕西师范大学优秀著作出版基金资助出版

U0209655

生命历程视角下社会经济地位
影响老年期健康的理论研究

范西莹 著

陕西师范大学出版总社

图书代号　SK23N1815

图书在版编目(CIP)数据

生命历程视角下社会经济地位影响老年期健康的理论研究 /
范西莹著. —西安：陕西师范大学出版总社有限公司，2023.9
ISBN 978-7-5695-3862-5

Ⅰ.①生…　Ⅱ.①范…　Ⅲ.①社会经济条件—影响—
老年人—保健—研究　Ⅳ.①R161.7

中国国家版本馆 CIP 数据核字(2023)第 173870 号

生命历程视角下社会经济地位影响老年期健康的理论研究

范西莹　著

责任编辑	钱　栩	
责任校对	冯新宏	
封面设计	金定华	
出版发行	陕西师范大学出版总社	
	（西安市长安南路 199 号　邮编 710062）	
网　　址	http://www.snupg.com	
经　　销	新华书店	
印　　刷	西安报业传媒集团	
开　　本	787 mm×1092 mm　1/16	
印　　张	12.125	
字　　数	230 千	
版　　次	2023 年 9 月第 1 版	
印　　次	2023 年 9 月第 1 次印刷	
书　　号	ISBN 978-7-5695-3862-5	
定　　价	49.00 元	

读者购书、书店添货或发现印刷装订问题,请与本社高等教育出版中心联系。
电话:(029)85303622(传真)　85307826

名词缩写对照表

术语部分

中文全称	缩写和英文全称	页码
社会经济地位	SES(Socioeconomic Status)	3
中国社会经济地位指数	CSEI(Chinese Socioeconomic Index)	8
中国综合社会调查	CGSS(Chinese General Social Survey)	8
结构方程模型	SEM(Structural Equation Modeling)	8
多层线性模型	HLM(Hierarchical Linear Model)	8
Cox 比例风险回归模型	Cox 模型(Cox Regression Model)	8
健康状况	HS(Health Status)	8
中国健康和营养调查	CHNS(China Healthand Nutrition Survey)	8
客观社会经济地位	OSS(Objective Social Status)	13
主观社会经济地位	SSS(Subjective Social Status)	13
社会声望指数	ISP(Index of Social Prestige)	22
财富指数等级	WIS(Wealth Index Scale)	24
社会经济指数	SEI(Socioeconomic Index)	25
奥克萨的新量表法	CAPSES	26
美国家庭和住户调查	NSFH(National Survey of Family and Households)	27
中国健康和营养调查	CHNS(China Health and Nutrition Survey)	32
中国家庭追踪调查	CFPS(China Family Panel Studies)	32
中国健康与养老追踪调查	CHARIS (China Health and Retirement Longitudinal Study)	32

机构部分

目　　录

绪　　论

现代流行病学研究一直有证据表明,社会群体中经济水平和社会地位较高的群体享有较好的健康环境和医疗条件,因此也拥有更多的长寿机会。而经济水平较差的社会底层群体在保持健康方面的表现也相应较差[①]。事实上,两者间健康差距的存在,也可以通过从现代流行病学调查所提供的信息以外的途径来识别。例如,通过对墓地的比较可以发现,拥有较大墓穴或较昂贵墓碑的死者,其平均寿命比那些墓穴较小、墓碑较简陋的死者更长[②]。那么,人口生命周期各阶段尤其是老年期的健康状况,与人口的经济水平、社会地位之间究竟存在何种关系? 如何以这种关系为突破口,探究人口老年期健康水平的相关问题,并促进其提升? 本书即在这种学术探究基础上突出家庭社会经济地位的概念及其测量,并结合生命历程理论及当下促进人口健康的社会保障策略,来分析作为健康发展的一个特殊阶段,老年期人们的健康状态是如何改变的。

一、研究背景

(一)我国人口的健康状况和发展趋势

根据国家卫生健康委员会 2022 年 7 月 12 日发布的《2021 年我国卫生健康事业发展统计公报》显示,截至 2021 年,我国居民人均预期寿命为 78.2

①　PAULA BRAVEMAN. Health Disparities and Health Equity: Concepts and Measurement [J]. Annual Review of Public Health, 2006, 27:167 – 194.

②　WARREN, JOHN ROBERT. Socioeconomic Status and Health across the Life Course: A Test of the Social Causation and Health Selection Hypotheses [J]. Social Forces. 2009, 87(4): 2125 – 2153.

岁,超过了 2021 年的 77. 93 岁。① 尽管人均预期寿命的延长证明我国居民生活条件和健康水平的提高,但近年来,个体生命非健康期年限延长的速度也快于健康期年限延长的速度。第五次中国卫生服务调查结果显示,两周患病率、两周就诊率、住院率、慢性病患病率等指标随着年龄变化呈现为典型的"J"形曲线趋势,该趋势在 60 岁及以上各年龄组几乎为直线上升态势——年龄越大,指标越高。也就是说,预期寿命延长部分的非健康寿命所占比重高,我国老年人的健康状况不容乐观。此外,阿尔茨海默综合征(进行性脑退化症)患者人数为 600 ~ 800 万,年均递增 30 ~ 40 万人,递增发病患者年纪在 65 ~ 85 岁之间,各年龄段患病人数随年龄增高而增多,每增 5 岁则患病人数增加 1 倍。60 岁以上患病率为 4% ,65 岁以上为 7.2% ,80 岁以上为 20 ~ 40% 。在全国 8600 万残疾人口中,老年人占 6 成以上。即便人均医疗卫生消费标准不变,伴随人口老龄化,社会医疗消费总额也会直线上升。

我国人口的健康趋势表现在两个方面:

一是健康预期寿命进一步提升,老年人口的中龄、高龄、长寿老人的比例均越来越高。高龄化在不断推进,老年人的健康状况却令人担忧。2004 年国家统计局调查,60 岁以上人口生活不能自理率为 8.81% 。其中,60 ~ 69 岁低龄老人生活不能自理率为 3% ~ 5% ,70 ~ 79 岁中龄老人生活不能自理率为 8% ~ 14% ,80 ~ 89 岁高龄老人为生活不能自理率 25% ~ 36% ,90 岁以上长寿老人生活不能自理率为 50% ~ 55% 。

二是随着健康宣传力度的加大,健康意识、未病先防观念的普及和加强,以及科技和医疗技术的发展,未来与老年人健康状况改善相关的经济投入也相应增加。人们希望实现"积极老龄化、健康老龄化、活力老龄化"。

美国疾病控制与预防中心(CDC)2016 年发布的一份报告中显示,过去近 20 年间,非洲裔美国人的死亡率降低了 25% ,但预期寿命仍比美国白人少 4 岁,即美国黑人平均寿命为 76 岁,而白人平均寿命为 80 岁。数据还显示,35 ~ 64 岁的美国黑人,肥胖率要高于白人——肥胖带来巨大的健康隐

---

① 2021 年我国居民人均预期寿命提高到 78. 2 岁[EB/OL]. 新华社,(2022 - 07 - 12)[2022 - 06 - 24]. https://www. gov. cn/xinwen/2022 - 07/12/content_5700668. htm.

患,如导致患高血压,美国黑人得高血压的概率比同龄白人高50%;美国黑人患癌症的人口比例也高于白人;和同龄白人相比,20~40岁的美国黑人更容易患可致死的糖尿病等疾病。这一差异的形成与美国黑人和白人之间经济水平的差距有关。而生活在条件优渥的美国郊区的白人男性,平均预期寿命更是比同期生活在城市贫民区的黑人男性延长了20年。①

可见,预期寿命和健康水平的不平等表现,生发于经济层面有巨大差异的基础上。威胁国民健康的种种风险因素绝非仅靠医学研发和全民医疗就能解决的。健康不仅是个人问题和医疗问题,社会及其制度亦对之产生影响并负有主要责任,此影响之深远和责任之重大远超出医疗本身。例如,事实上,在一个经济资源分配高度不均的社会中,所有成员,包括最富足、最有特权的阶层,其健康水平都会受到负面影响。无论从效度角度考察或从社会正义伦理价值出发,减少社会经济资源分配不均和消除社会经济地位的不平等,才是缩短社会不同阶层人群在寿命、健康状况方面的差距,提高国民总体健康水平最有效和最根本的方法②。

(二)社会经济地位决定人口健康状况

多年来,世界卫生组织及一些西方专家一直强调:导致居民健康状况差异及健康状况分布不公平的根源是社会经济地位(SES)③,而非病毒和病原体。一个人的社会经济地位是影响其健康状况和寿命的最具有决定性的因素④。因此,学术界一直致力于找寻社会经济地位对健康状况的影响路径和作用机制。

现有的研究成果大致集中于以下三个领域:

第一个领域是社会经济地位与健康状况相互影响的机制分析。一种观点认为,个人的健康水平受社会结构因素制约,即个人在社会结构中的位置决定了他们的健康水平,此观点形成社会因果论;另一种观点认为,健康状

---

① 梁克.社会经济因素影响国民健康状况[N].中国社会科学报,2012-07-13.

② 梁克.社会经济因素影响国民健康状况[N].中国社会科学报,2012-07-13.

③ 全书中术语和机构名称等的英文缩写及其对应英文全称,可参见本书名词缩写对照表加以对照。为叙述简便,文中视行文选择使用中文全称或英文缩写形式。

④ 韩广勤.经济社会地位对老年人健康状况的影响研究[D].上海:华东师范大学,2010.

况是个人社会流动的筛选机制之一,即只有健康状况较好的人才能获得较高的社会经济地位,此观点产生健康选择论①。该领域的研究发掘了社会经济地位与健康状况之间的解释机制。

第二个领域是社会经济地位与健康状况之间的单因素影响路径分析。人口受教育程度的提高能从增加就业机会、改善收入状况及调整群体社会心理等角度改进健康状况②,因而,受教育程度被认为是社会经济地位的基本构成中对健康影响最大的因素;人口收入水平的提高可使其增加营养的摄取,居住环境的改善能有效降低群体暴露在自然环境中的风险,并直接决定个体获得卫生服务的频率与质量③。所以,稳定的收入能够为人的生理健康和心理健康提供物质保障。该领域的研究注意到了社会经济地位影响健康状况的作用途径。

第三个领域是社会经济地位影响健康状况的群体间差异分析。不同年龄阶段群体的健康状况,受社会经济地位影响的显著性是有差别的:青年期由社会经济地位引起的健康水平差异非常微小,而随着年龄的增长,社会经济地位对健康水平的影响日趋显著④。但是,社会经济地位对老年人健康状况的影响是复杂的⑤。该领域的研究还涉及社会经济地位在影响健康状况时表现出的城乡差异、性别差异及居住选择差异等⑥⑦⑧,注重分析社会经济地位对健康状况的影响在不同群体间的表现。

---

① 胡小勇,杨沈龙,钟琪,等.社会阶层与健康的关系:"社会—心理—生理"机制[J].科学通报2019,64(2):194-205.

② ROSS C E,Wu C L. Education,Age and the Cumulative Advantage in Health[J]. Journal of Health and Social Behavior,1998,Mar,37(1):104-120.

③ MARIANA C,ARCAYA ALYSSA L. ARCAYA S V. Inequalities in Health:Definitions,Concepts,and Theories[J]. Global Health Action,2015(8):1-12.

④ LARA J,MORRIS CATHERINE,ESTE D,et al. Concurrent Lifestyle Risk Factors:Clusters and Determinants in an Australian Sample[J]. Preventive Medicine,2016,3(84):1-5.

⑤ 骆琪,阎国光.社会经济地位对老年人健康影响的实证检验[J].统计与决策,2012,361(13):91-94.

⑥ 韩广勤.经济社会地位对老年人健康状况的影响研究[D].上海:华东师范大学,2010.

⑦ 谷琳,乔晓春.我国老年人健康自评影响因素分析[J].人口学刊.2006(6):25-29.

⑧ 顾大男,曾毅,柳玉芝,曾宪新.中国老年人虚弱指数及其与痛苦死亡的关系研究[J].人口研究.2007(5):35-41.

二、研究的目的和意义

（一）研究目的：从社会经济地位出发，对老年群体健康进行深入、系统的分析

促进公众健康早已成为公共卫生政策的核心内容。[①] 在地方、国家和国际层面，均已形成卫生行动的协调互动。个体疾病和健康状况一度被归因于遗传，而当代的健康社会学则对公众生活方式、消费和健康风险均做了分析。研究者正越来越多地运用社会影响因素，在更加全球化的"显微镜"视角下观察家庭、教育、宗教、社会经济地位等要素在健康问题上所起的关键作用。

单就社会经济地位方面而言，现有的研究已经注意到影响社会经济地位的各维度（或指标）之间的交互影响，但仍会剥离其关联而进行单维度相关分析；已经注意到了社会经济地位对于健康状况的影响是持续变化的，却仍止步于截面分析；已经注意到了老年群体的特殊性，但深入、系统分析社会经济地位影响人口老年期健康状况的研究成果，却屈指可数。

基于此，本书拟采用纵向、横向相结合的研究思路，对老年期健康状况受社会经济地位影响的情况做具体分析。

（二）研究意义：实现健康老龄化

1. 学术意义

20世纪90年代中期，健康社会学学者明确指出：相较于医疗、医疗制度等对健康有直接影响的因素，社会因素对健康的影响更是持续的、根本的。大量的实证研究揭示了社会经济地位对健康的影响，尤其是个人受教育程度和职业对健康的影响。良好的教育背景，更利于个人获取丰富的物质资源、舒适安全的工作环境，继而更有条件使其培养健康的生活习惯。职业则不仅会影响个人的经济来源，还会通过工作环境影响个体健康。另外，其他影响健康的社会因素还包括社区环境、来自家庭和社会关系网络的支持等

---

① 在2003年全国卫生工作会议上，时任国务院副总理吴仪在报告中指出，公共卫生就是组织社会共同努力，改善环境卫生条件，预防控制传染病和其他疾病流行，培养良好卫生习惯和文明生活方式，提供医疗卫生服务，达到预防疾病、促进健康的目的。

等。从这个意义上讲,社会因素是影响国民健康水平的根本因素。近20年来,这一理论是现代医学社会学和社会流行病学研究中最重要的发现,是对强调和夸大社会成员个人对健康所负责任观点的有力批判[①]。

基于我国已经进入并将长期处于老龄化社会这一现实,如何实现健康老龄化,成为迫切需要探索的学术命题。关于老年人健康状况的研究成果涉及领域十分广泛,但绝大部分根植于医学、公共卫生和社会政策领域,对公共健康的人口学、社会学研究相对缺乏。本书试图立足于社会学,结合经济学、人口学、老年学等理论,对老年人健康水平与社会经济地位之间的影响机制进行理论解释和实证检验。

2. 理论意义

社会经济地位和健康行为之间的联系一直被强调表现在促进人口健康的努力上,鉴于社会经济地位可能对健康习惯产生积极或消极的影响,社会学学者必须澄清这一复杂的社会关系:健康行为的模式、社会经济地位和健康习惯的连接机制,以及这些模式在社会群体生活中是如何变化的。在这样做的同时,我们也应该意识到,改变某个群体的社会经济地位以使其更健康的社会政策,可能会以损害其他群体的健康为代价。从这个意义上说,社会联系似乎能够通过健康行为来影响健康,而这种影响贯穿整个生命历程。在生命周期的各个阶段,社会经济地位和健康行为习惯都随着时间的推移而逐渐变化,进而影响人口的健康和死亡率。

3. 政策意义

面对人口老龄化带来的严峻挑战,如何提高广大老年人群体的健康水平,提升其生命质量和生活质量,具有重要的现实意义[②]。尽管以往的研究涉及我国老龄群体健康水平的基本状况,但对其在多大程度上受到社会经济地位的影响和制约、这种影响因子随着社会人口老龄化程度的加深会发生怎样的变化,以及因受社会经济地位影响而产生的群体健康水平差异是否会随着年龄段的上升而变化等问题,都有待进一步探讨。本书力图探究

---

① 梁克.社会经济因素影响国民健康状况[N].中国社会科学报,2012-07-13.

② 骆琪,阎国光.社会经济地位对老年人健康影响的实证检验[J].统计与决策,2012,361(13):91-94.

其中的影响机制及变化趋势,为社会政策的干预找出明晰的社会事实依据,使公共政策的出台能更有效率和效果。

三、研究思路、内容及方法

(一)研究思路:动态和整合双线并行

本书拟基于动态研究和整合研究两条路线,来分析我国老年群体的健康状况受社会经济地位变化影响的状况。

动态研究融入时序概念,即将个体老龄化历程看作动态过程[①],随个体老龄化程度的不断加深,老年人的社会经济地位同步发生变化,老年人的健康状况同时受年龄和社会经济地位两个变量影响,那么这两个动态矢量的独立/交互作用分别会对老年期的健康衰减产生怎样的影响?社会经济地位中单个测量维度(指标)在老年期不同阶段(低龄、中龄、高龄)对老年人健康的影响作用机制是否相同?老年期的健康状况是否会受到老年前期(青壮年期)个体社会经济地位变化累积效用的影响,其路径是怎样的?

整合研究将社会经济地位视为一个整体概念,通过分析社会经济地位各测量维度(指标)之间的交互关系(路径)确定其对个体健康状况的综合性影响,以回答下列问题:在老年期,个体的社会经济地位与其健康状况是否还具有强相关?个体的社会经济地位对其健康状况产生影响的综合作用,是否是社会经济地位中单个维度(指标)产生作用的总和?随着社会人口老龄化程度的加深,处于不同社会经济地位的老年人健康状况是趋同的还是趋异的?

(二)研究内容及研究方法

1. 研究内容及方法

本研究由五个基本内容构成,从经济学、社会学、人口学、老年学的角度,整合各学科相关理论,使用定性与定量相结合的研究方法,以各部分的研究目的的达成来指导、接近、实现最终研究目标(见表1)。

---

① 国家应对人口老龄化战略研究人口老龄化态势与发展战略研究课题组. 人口老龄化态势与发展战略研究[M].北京:华龄出版社,2014:88 – 94.

表1　研究内容、方法、目标及资料来源

研究内容		研究方法	研究目标	资料来源
社会经济 地位(SES)	概念 重构	定性研究法 结构方程模型(SEM) 多层线性模型(HLM)	确定SES的核心概念、划分维度 SES各维度间交互影响路径与数据拟合 测算中国社会经济地位指数(CSEI)	2005年中国综合社会调查(CGSS)第五、六次人口普查数据及抽样 全国职业健康情况调查
	交互 影响			
	指数 测算			
健康状况 (HS)测度	概念 辨析	文献研究 定性研究 Cox比例风险回归模型 (Cox模型)	比对健康概念,探寻影响健康的各个因素,提出老年人健康测度标准,确定中国老年人健康标准评价指标体系	中国健康和营养调查(CHNS) 中国城乡老年人口状况追踪调查 中国老年人健康长寿影响因素调查
	评价 标准			
	指标 体系			
老年期 SES与HS 动态分析	路径 分析	实证研究 定性研究 定量研究	探寻老年期SES对于HS的影响模式 确立老年期各阶段受SES的影响权重 验证AGE①–SES趋同/背离假说	实地调查 第五、六次人口普查数据及抽样 全国老年人口健康状况调查(1998—2005)
	权重 分析			
	因素 分析			
各年龄段 SES与HS 整合分析	对比 分析	调查法 比较分析法 实证研究法	SES各因素对于HS的影响排序 CSEI与HS的相关关系分析 CSEI中各个因素的贡献率分析	实地调查 城乡追踪数据(2002、2006、2010) 中国老年人健康长寿影响因素调查
	相关 分析			
	权重 分析			

① AGE代表年龄。

研究内容		研究方法	研究目标	资料来源
政策建议	老龄健康政策制定	文献研究法政策评估	依据国家老龄工作的重点、难点为老龄健康有关的决策和管理提供科学依据	国家应对人口老龄化战略研究报告（总报告、分省报告）

2. 研究假设

基于表 1 的分析,我们认为:

(1)个体在老年期的健康状况受到社会经济地位影响的程度,比人口生命周期内其他各年龄段高。

(2)社会经济地位各测量维度(指标)间的交互作用对健康状况产生影响,不是各单项维度(指标)影响所产生作用的总和。

(3)社会经济地位各测量维度(指标)对老年人健康的影响大小相异,作用路径不同。

(4)在人口生命周期的不同阶段,社会经济地位各测量维度(指标)对社会经济地位形成的贡献率是不同的,进而对个体健康的影响程度也是相异的。

(5)在老年期的不同阶段,社会经济地位影响老年人健康的影响方式、作用因素亦不同。

第一章　社会经济地位研究回顾

第一节　社会经济地位概念的生成与理想类型

一、社会经济地位与社会分层的纽带

关于社会经济地位概念的研究,起源于 1949 年霍林希德(A. B. Holling-shed)等在一个社区研究中的测量工作[①],但对其内涵的研究却可以追溯到社会分层理论的研究。在早期对社会经济地位的研究之中,其概念与"社会分层"这一概念是可以互换的,但近年来,研究者们认为前者包含后者[②]。也就是说,早期研究者对社会经济地位的研究是在社会分层理论框架之中进行的,社会经济地位作为一个概念并没有被分化,而是被整合于社会分层概念之中。所以对社会经济地位概念进行追溯时,应从社会分层理论中找到其现实基础。

社会分层理论的核心是建立社会分层的标准。自 19 世纪以来,包括马克思(Karl Heinrich Marx)、韦伯(Max Webers)、布迪厄(Pierre Bourdieu)等在内的许多社会学家,依据各自对社会层化现象的理解,提出了各种社会分层主张,其中对当代社会分层研究影响较大的是韦伯基于对马克思分层理论批判的基础上提出来的多元分层模式[③]。马克思强调社会分工和财产所有

---

① 李燕,孙晓杰,刘坤.国内外老年人社会经济地位与健康关系的研究综述[J].中国社会医学杂志,2015(4):278 - 281.

② 黄洁萍,夏恩君.社会经济地位对城镇劳动力健康状况的影响分析[J].商业经济研究,2010(30):14 - 17.

③ 王丽丹.县域内义务教育阶段教师主观社会地位的现状及影响因素研究[D].长春:东北师范大学,2019.

制对社会分层的意义,并十分注重阶级意识在阶级形成过程中的作用。而韦伯虽然与马克思一样强调经济因素,但他更注重市场能力和市场中的机会对阶级、阶层划分的意义。韦伯以市场机会来划分的阶级还只是经济阶级,而其分层思想的主旨则是根据人们在经济、政治和社会领域中的权力影响,将其划分为一个个不同的地位群体①。所以在韦伯看来,社会分层并非只与和经济相关的阶级有关,其形成还涉及另外两个方面,即地位和政党②,他将阶级、地位和政党并列为社会分层的三个标准,以此构建了社会分层的基本框架③。后来的研究者为了研究的便利,将韦伯的社会分层标准概括为财富、权力与声望,这三者分别对应经济领域、政治领域和社会领域。我们不难看出,其结构方式类似于"中轴原理"④。在韦伯的多元分层模式中,财富是经济领域分层的中轴,权力是政治领域分层的中轴,声望是社会领域分层的中轴,其中财富是起主要作用的中轴。

　　通过对社会分层理论进行历时性的考察研究,我们发现,社会分层的标准从单一走向了多元,而早期对社会经济地位的研究,是依赖于社会分层理论的发展的。因此,社会经济地位理论的发展,也经历了从单一走向多元的过程。早期以马克思分层理论为基础,以经济决定论为依据,将"社会经济地位"以"经济地位"来说明、取代,后期发展到韦伯的多元分层模式之后,原有的单一经济指标已经很难说清楚或是判别某一个个体、群体在社区或地区中的实际分层状态,即其在同辈群体、共同空间条件下的位置关系,因此韦伯的多元分层模式被逐步应用到社会经济地位的测量上,社会经济地位概念从最初"经济地位"的考量逐步获得其社会属性的一面,进而形成了测量社会经济地位最为主要的三个维度(指标),即教育、收入和职业。这三个主要维度(指标)的划分显然是对韦伯多元分层模式的利用和改造:收入直

---

① 郑杭生,刘精明.转型加速期城市社会分层结构的划分[J].社会科学研究,2004(2):102 – 110.

② 李云,王欣.长江三角洲地区中产阶层运动休闲特征分析[J].体育与科学,2009(4):39 – 42.

③ 王丽丹.县域内义务教育阶段教师主观社会地位的现状及影响因素研究[D].长春:东北师范大学,2019.

④ 丹尼尔·贝尔.后工业社会的来临:对社会预测的一项探索[M].高铦,译.北京:新华出版社,1997:252 – 257.

接对应经济领域的财富；教育对应社会领域的声望，因为在现今社会，声望的获取在很大程度上基于教育的投入；职业对应政治领域的权力，因为个体权力的实施是与其在群体或社会中占据特定位置相关的，而这特定位置又是以职业的形式呈现的。因此，可以毫不夸张地说，社会经济地位概念的确立与韦伯多元分层模式的贡献分不开。

自从社会经济地位从社会分层理论的框架中分离出来，便作为一个主体概念得到空前的发展，特别是这一概念从西方引进中国时，正值中国改革开放、市场经济转型的关键时期，在这一时期，伴随着原有社会等级秩序的松动及相应的新秩序的萌生，国内研究者不得不以全新的眼光和视野去看待现有的社会分层秩序。社会经济地位概念的引入，在一定程度上回应了这一历史时期对理论革新的要求。通过韦伯的多元分层模式，我们不难发现，以"市场能力"和"市场机会"为主要着力点的分层思想，恰恰印证了对我国现阶段市场经济转型的新认识，迎合了这一转型的契机。在这一时期，一大批学者围绕社会分层新准则的建立展开了论述和讨论。其中，以"权力持续论"和"权力再生论"为主要的争论点①，前者认为伴随着市场经济转型，原来的权力精英即再分配权力却并未被以市场为主的市场能力所取代，仍然占据社会阶层的上层。"权力再生论"则刚好相反，认为原有的权力精英因现有秩序的改变而逐步丧失了其再分配权力，遂被市场能力所取代，沦为社会阶层的下层，而那些掌握着人力资本、文化资本及经济资本的企业或是个体则成为新的社会阶层，并且居于社会的上层。但是，社会分层理论本身并不能直接验证上述观点的真实性，而只能支持些许理论思考或假设的提出，所以发展一套具体的、概念化和操作化的实证指标体系迫在眉睫，而社会经济地位这一概念的应用便有了其现实和理论的基础。

二、社会经济地位的理想类型

所以，纵观社会经济地位和社会分层的关系，我们不难得出这样一个结论：社会经济地位是社会分层概念化和操作化的产物。但是这一产物并没

---

① 刘欣. 当前中国社会阶层分化的多元动力基础：一种权力衍生论的解释[J]. 中国社会科学，2005(4)：101－114，207.

有局限于社会分层理论的框架之中,而是一个跨越社会、经济、心理等多个学科的综合性概念①。从国内既有研究可以看出,社会经济地位概念一经提出,其在不断丰富社会分层理论架构的同时,也实现了自身理论的发展与深化。如果从韦伯的"理想类型"观念出发,可根据不同的研究旨趣和方向,提出社会经济地位主要理想类型或范畴体系的四种分类方法:

(1)主客观社会经济地位(按哲学标准划分)。

(2)个体、家庭、社区及地区社会经济地位(按宏观、微观划分)。

(3)学生、教师、城镇劳动力、退休职工等社会经济地位(按群体属性划分)。

(4)儿童、青少年、成人及老年人社会经济地位(按年龄属性划分)。

(一)按哲学标准划分

哲学的基本问题即思维和存在的关系问题,简单地说,就是意识和物质的关系问题,它包括两个方面的具体问题:思维和存在何者为第一性的问题;思维和存在有没有同一性的问题。研究者根据思维和存在何者为第一性的问题,将社会经济地位划分为两个维度,即主观维度和客观维度。从两个维度的发生学角度来看,我们发现客观社会经济地位(OSS)是最早出现的。20世纪40年代,国外学者开始从心理学角度关注社会经济地位问题。研究认为,客观社会经济地位的评估指标——教育、收入及职业严重影响到个体的健康水平。到20世纪90年代,研究重点逐渐转移到主观社会经济地位(SSS)上,主观社会经济地位指个体对自己所处社会阶层的主观认知②,即体现为个体如何感知、认同自己在社会经济结构中所处的位置高低③。至于这两个概念中何者更具有优越性,或何者才具有真实性,学界尚未形成统一认识。但自从主观社会经济地位被提出来,众多学者就普遍认为,客观社会经济地位作为社会经济地位的测量维度是存在不足的,而将主观社会经济

---

① 陈于宁,姚树桥、夏良伟.主观社会经济地位量表中文版测评成人样本的效度和信度[J].中国心理卫生杂志,2014(11):869–874.

② 胡牡丽,王孟成,蔡琳,朱熊兆,姚树桥.青少年主观社会经济地位量表的初步编制[J].中国临床心理学杂志,2012(2):155–157.

③ 陈于宁,姚树桥,夏良伟.主观社会经济地位量表中文版测评成人样本的效度和信度[J].中国心理卫生杂志,2014(11):869–574.

地位作为测量维度后,更能准确抓住社会经济地位中更敏感的方面,其提供的评定信息远远超过客观社会经济地位,因而对健康的影响也比后者更大①。同时越来越多的研究表明,主观社会经济地位更能体现出个体对某一社会阶层的归属感,对社会现象和未来前景,以及对其自己、对周围人的态度和行为②。所以,要实现对社会经济地位更为全面的认知和测量,应从主、客观两个维度下手,而且不能厚此薄彼。

(二)按研究视域的宽广划分

研究视域大致可以分为微观和宏观两个层面,微观视域包括个体和家庭,而宏观视域则包括社区和地区。因此,社会经济地位可分为基于个体、家庭等微观视域下的个体社会经济地位、家庭社会经济地位和基于社区、地区等宏观视域下的社区社会经济地位、地区社会经济地位。

个体社会经济地位指的是根据个体所获取或所控制的有价值资源(如财富、权力与社会地位)而对其形成的层级排名,反映了个体所获取的现实或潜在资源的差异③;家庭社会经济地位指个人或以家庭为主要单位的群体在社会中依据其所拥有的社会资源而被界定的社会位置,常以其家庭经济收入、家长受教育水平及家长职业作为其客观度量的主要指标④;社区和地区社会经济地位是一种合成的测量。在国外,社区或地区社会经济地位多以人口普查资料为基础,以该区域的居民接受完某种程度的教育(如高中或大学)、达到某种收入水平(如3万美元/年)或者从事某一类型的工作(如失业/体力劳动/专业级/管理层)的人口比例为测量指标⑤。

目前,研究者大都集中于微观视域下对社会经济地位进行研究,宏观视

① 胡牡丽,王孟成,蔡琳,朱熊兆,姚树桥.青少年主观社会经济地位量表的初步编制[J].中国临床心理学杂志,2012(2):155 – 157.

② 陈于宁,姚树桥,夏良伟.主观社会经济地位量表中文版测评成人样本的效度和信度[J].中国心理卫生杂志,2014(11):869 – 874.

③ 仲亚琴.儿童期社会经济地位与中老年健康状况的关系研究[D].济南:山东大学,2014.

④ 欧阳智,范兴华.家庭社会经济地位、心理资本对农村留守儿童自尊的影响[J].中国临床心理学杂志,2018(6):1182 – 1185,1190.

⑤ 张卫,李董平,谢志杰.低社会经济地位与儿童发展[J].华南师范大学学报(社会科学版),2007(6):41 – 45.

域下进行的研究则很少。这一方面是因为社会经济地位这一概念本身是针对个体或是群体进行的阶层划分,注重的是微观层次;另一方面,宏观的社区、地区往往是要通过个体或家庭间接反映和提供测量数据的,所以实际情况是微观视域下的研究往往构成宏观视域下的基础性研究。

（三）按群体属性划分

在已有的研究文献中,研究者们虽然采用了"社会经济地位"这一概念,但不同的研究者使用这一概念进行测量的群体属性之间却存在很大差异。研究者往往根据自己的研究对象来选取特定的社会经济地位维度（指标）进行相关测量和印证,从而衍生出具有不同群体属性的社会经济地位的概念。这样一来,对社会经济地位的类型划分方法似乎无法穷尽。但我们大体上可以根据研究对象身份的不同,将其分为学生群体的社会经济地位、教师群体的社会经济地位、城镇劳动力群体的社会经济地位、退休职工群体的社会经济地位等子类型。

这一划分方法下的子类型,并没有类似于微观视域下个体社会经济地位、家庭社会经济地位等已被学界普遍认同的专门的概念界定,而是基于研究者在对不同研究对象或群体的选取过程中,关于如何能够精确测量研究对象的个体或群体社会经济地位的一种具体化和可适应性的思考。所以,它是基于人们最初对社会经济地位总体认识所形成的概念,对其测量维度（指标）的一个扩充或调整,即对最初社会经济地位概念所涵盖的教育、收入和职业三个测量维度（指标）的改造。比如,在测量学生群体的社会经济地位时,考虑到学生群体还没有特定收入,当然也不拥有传统意义上的职业（以获取收入或是权力为目的）,所以研究者往往以学生家长一方或双方的收入和职业为依据,来判别学生的社会经济地位。在此基础上,研究者还须考量学生群体本身的特性,即专业能力、专业成绩等指标。同样,对教师群体的社会经济地位的测量,在考虑了原有社会经济地位的三个测量维度（指标）外,也需要顾及教师群体由于职业特性所须考量的专业能力等指标。所以,通过这一类型逻辑划分的论述,我们不难发现其中隐含着普遍性与特殊性的关系。社会经济地位最初作为一个普遍性的概念,必然起着一定的基础性作用,但我们不能不加修改或是生搬硬套其原有的概念体系,特别是不能忽视在不同的社会背景、文化氛围的影响下,在研究对象身上表现出来的特殊性差异。

（四）按年龄阶段划分

最后一种划分的方法在已有研究中是比较常见的,即根据年龄属性进行划分。年龄作为人口统计学最为重要和基础的指标,往往隐含了重要的信息特征或信息差异。依此对于社会经济地位的研究,也依然呈现出按照上述三种方式划分时面临的困境。所以,为了能够获取更为精准的信息或是阶层划分的依据——更明确地说是社会经济地位的具体状况,我们必然要考虑年龄这一指标,即针对人口生命周期中不同阶段的群体,采取不同的测量标准,从而有效概括这一群体的社会经济地位。

因此,研究者根据已有研究所涉及的范围,分出了儿童、青少年、成人及老年人四大类人口的社会经济地位。儿童的社会经济地位比较特殊,对其测量完全依赖于其父母的社会经济地位,即儿童父母的社会经济地位决定了儿童个体的社会经济地位;青少年的社会经济地位在一定程度上仍依赖于其父母的社会经济地位,但也有了青少年特有的自我感知(自主性),因此需要进一步评估青少年对于其在学习环境中的自我认知,尤其是同伴关系、学业成就和运动才能等对其社会经济地位的影响[1];对成人社会经济地位的测量与社会经济地位初始研究中的测量维度(指标)基本吻合,或说社会经济地位最初的概念和测量维度(指标)就是基于研究对象成年时期状况建立起来的;至于老年人的社会经济地位,由于其身处特殊的年龄阶段,往往因退休或生病丧失劳动力,收入、职业和地位随之失去作用,所以根据教育和财富等测量维度(指标)对其进行研究,更加符合实际。老年人的财富主要集中在其家庭所拥有的财富上,包括退休金、养老保险及房屋产权、农村土地使用权、家庭所拥有的大件物品数量等[2]。除了上述指标,还可参考银行存款、家庭奢侈品的数量、养老金、居住地等。同时还有研究表明,消费指标比收入指标更适用于测量发展中国家老年人的社会经济地位。因此,对分年龄段群体社会经济地位的概念及其测量维度(指标)进行差异性研究,是

---

① 胡牡丽,等.青少年主观社会经济地位量表的初步编制[J].中国临床心理学杂志,2012(2):155 – 157.

② 李燕,孙晓杰,刘坤.国内外老年人社会经济地位与健康关系的研究综述[J].中国社会医学杂志,2015(4):278 – 281.

对社会经济地位进行划分和研究的重要方法,也是必不可少的环节。

三、社会经济地位理想类型的自由组合

若对上述四种理想类型或称范畴的划分方式进行综合性论述,笔者认为,其模式变量是各自独立的。也就是说,在对社会经济地位概念进行研究或测量的过程中,我们不能仅执着于在某一划分标准下进行特定社会经济地位子类型的选择——类似于塔尔科特·帕森斯(Talcott Parsons)的五组模式变量的关系,尽管这四组模式变量并不是简单的两两对立,但它们之间往往有清晰的界限。因此,在确立以何种类型的社会经济地位作为研究变量的时候,往往需要我们依据特定的研究旨趣和方向进行适当的选择,这种选择并不是对其中一种子范畴的获取,而是对子范畴自由组合的获取。也就是说,上述四组范畴中,十四组子范畴(或许有更多)是可以交叉获取的。比如,选取中学生作为研究对象,那么要测量中学生的社会经济地位,第一选择就是按群体属性划分其为学生群体,但由于中学生同时也属于青少年群体和个体,那么在实际测量中,我们不仅要了解其基于中学生的客观社会经济地位,还要了解其自我认知,那么对其主观社会经济地位的测量则也是必不可少的。如此一来,上述四组范畴中的十四组子范畴是可以自由组合的,而且它们之间也往往是相联系的。所以,在为研究对象的社会经济地位进行测量时,要充分考虑到这种关联性与多元性,即充分认识到研究对象所属群体的特殊性和普遍性,以便选取最佳的理想类型或范畴,使研究结果得到更为真实的表述和量度。

第二节　社会经济地位测量实践的本土化过程

社会经济地位反映的是个体或群体在社会经济活动中的处境和作用,它也是关乎人们健康、营养状况、发病率和死亡率的决定因素之一,同时还影响人们承担各种形式的健身、保健和医疗费用的能力,及能否对其加以有

效利用①。

一、对社会经济地位测量的阶段性认知

社会经济地位概念从出现到其测量在我国实现本土化,大体上经历了三个阶段:20世纪40年代出现单一或多元社会经济地位测量指标;20世纪40年代以后发展出复合型社会经济地位测量指标,其中主要包括简单加法(量表测量)、回归方程法、因子分析或主成分分析法及项目反映理论法;21世纪初,我国社会经济地位测量指标进入本土化时期,其中最具代表性的就是中国社会科学院研究员李春玲所做的"职业声望与社会经济地位指数测量"。

结合本书的核心问题——社会经济地位对老年期健康状况的影响来看,社会经济地位关乎人的健康、营养状况、发病率和死亡率,比如是否有能力承担各种形式的健身和保健、医疗的费用,并对其加以有效利用。当代研究中,已有多次建立社会经济地位量表的尝试。其中,心理学家在这方面展开的研究是最早的。卡特尔(R. B. Catell)指出智力和道德水准也是衡量社会经济地位的维度(指标),并认为二者与社会经济地位之间的关系正相关,即社会经济地位越高的人群其智力和道德水准也就越高。哈德利·坎特里尔(Hadley Cantrill)将美国人划分为上层、中上层、中层、中下层以及下层共五个社会阶层,他总结后认为,各社会阶层和收入群体之间不是绝对的一对一的关系。沃纳(W. L. Warner)和他的同事用评估参与度和地位特征指数精确测量了社会阶层。对于评估参与度,他基于两个命题设计了一系列的评级技术,这两个命题分别是:(1)在同一个社区的社会系统中互动的人,评估着周围人群的参与度。(2)社区成员或多或少知道自己的社会等级,并把自身对于这些社会参与度的评估转化为社会阶层等级。他将地位特征指数按职业、收入来源、住房类型和居住区域分别划分为七个等级。他还和同事根据社会地位指数,将个人或家庭划分为五个阶层——此指数主要是利用一家之主在社会当中所处的位置来测量家庭社会经济地位的。后来还出现

---

① WARREN J R. Socioeconomic Status and Health across the Life Course: A Test of the Social Causation and Health Selection Hypotheses[J]. Social Forces,2009,87(4):2125 – 2153.

了被大众普遍使用的库普斯瓦米量表、之后被修订的库普斯瓦米量表和帕雷克(Pareek)量表。

在我国对社会经济地位的测量进入本土化阶段后,以李春玲为代表的研究者所做的测量,则更能够同时适用于农村和城市家庭,甚至可以应用于社会的各方各面。

二、单一或多元型社会经济地位的测量维度(指标)

观察前面所述的三阶段的状况,可知对于人口社会经济地位测量维度(指标)的设定,是经历了从单一到多元,进而随着社会和人们认知及研究水平的发展不断立体化、复杂化的。

在第一阶段,即20世纪40年代至70年代,既有的研究大多采取简化处理的方式,即往往在社会经济地位原初概念的基础上,将社会经济地位描述为个人或群体在社会中所处的位置,认为其反映了不同人群的社会阶层和地位,既是收入水平、教育程度、职业状况、财富及居住地区等指标的综合反映,也是测量和预测人们行为的一种重要方法和手段[①]。研究中主观性地选择其中单一或多元的社会经济地位测量指标,分别反映社会经济地位的不同方面,即在不同测量维度下,社会经济地位状况的变化。

(一)教育

教育是在测量社会经济地位时最为广泛使用的指标,也通常被认为是最基本的指标。教育一般在人生早期完成,大多数的研究对象成年后,受教育程度都趋于稳定。其测量方式比较简单,被这一指标排除在外的人也很少,且受访者一般都愿意提供自己的受教育信息,因此数据信息容易收集。将其与别的测量指标相比,还能减少反向因果关系。

使用教育作为测量指标的缺点,在于不同的时期和文化背景中,教育往往具有不同的社会含义和结果。在不同的种族和性别中,教育所带来的经济回报差异巨大。例如,经过同样的教育投资后,少数族群和妇女在健康方面所获得的回报较低。有研究者发现,生活在贫困线以下的人群,其所受教

---

① 薛新东,葛凯啸.社会经济地位对我国老年人健康状况的影响:基于中国老年健康影响因素调查的实证分析[J].人口与发展,2017(2):61-69.

育对于健康的影响是较弱的。很多研究中,评估受教育程度用"是否接受过正式教育"代替了,这种做法将其他教育方式如职业培训、技能教育都排除在外,而未顾及它们也可作为影响社会经济地位的因素。还有研究认为,在同一社会中,个体所属社会经济地位类型的群体可能会由于各种因素不断发生变化,但其受教育程度则是相对稳定的,因此对于个体研究对象来说,受教育程度并不能成为反映其社会经济地位的重要条件。在对社会经济地位的研究中,研究对象的受教育程度一般用受教育年限、完成的最高学历或者文凭获得情况(初中文凭、高中文凭、本科、研究生)来反映。如果用受教育年限来反映,则受教育程度为连续性变量;若用学历或文凭来反映,则受教育程度为分类变量①。

（二）收入

收入水平比较客观地反映了研究对象的物质生活水平,代表其一段时间内经济资源的变动状况。但是,收入作为测量社会经济地位的维度(指标),是比较受限的。首先,在对研究对象进行信息收集的过程中,应答率低,并且因不同群体收入的来源复杂而广泛,很难收集全面。其次,和受教育程度、职业这两项指标相比,收入作为测量指标不够稳定,容易受到社会经济环境、个体研究对象的健康状况影响,产生较大的波动。最后,收入作为测量指标,往往无法涵盖研究对象的所有资产,如存款、房产等在实际研究中就通常不被考虑在内,研究者一般用研究对象的个人年均收入、家庭年均收入等反映其收入状况②。

（三）职业

职业定位了一个人在社会中承担的职业角色,包含了对资源的可及性,能为社会经济地位研究者提供研究对象所处环境和工作条件的相关信息,通常通过受雇情况(如受雇、未受雇、退休)、具体的职业(如工人、农民、教

---

① 仲亚琴.儿童期社会经济地位与中老年健康状况的关系研究[D].济南:山东大学,2014.

② 仲亚琴.儿童期社会经济地位与中老年健康状况的关系研究[D].济南:山东大学,2014.

师、医生等）、比较笼统的职业分组（如蓝领、白领）等项进行测量①。

在诸项指标当中，职业是连接教育和收入的一个主要指标，且比收入指标稳定。

以职业作为指标的缺陷是没有考虑到劳动力以外的群体，如对青少年、家庭主妇、退休人员及非正式职业者等研究对象，就难以利用职业指标加以测量，尤其无法区分无业或无正式职业的群体间的社会经济差异。

（四）财富

财富作为测量社会经济地位的维度（指标），和家庭成员的生活资源密切相关，但很难据其实施测量和计算，另外它还涉及家庭规模的调整问题。由于对研究对象的财富数据收集困难，研究者常常只能用一些容易获得的信息和数据粗略地加以代表，如是否拥有自有住房、是否拥有汽车、是否拥有其他固定资产等。

消费是指个体实际消耗的资源，消费指标不仅包括通过市场进行交换的商品或服务，还包括由家庭生产或提供的未通过市场交换而获取的资源和服务。以消费作为维度（指标）测量个体社会经济地位，不仅要计算个体消费的商品或服务的市场价格，而且要强调对该商品或服务的效用所进行的测量。因此，消费指标相对稳定，并且在观察期内能较好反映研究对象的实际生活水平②。

（五）居住地区

居住地区作为测量社会经济地位的维度（指标），往往呈现城乡二元差异。这对在中国社会背景下对社会经济地位进行的具体研究具有较大的影响力。大量已有研究证明，城市和乡村处于社会经济地位的两极，城市居民的社会经济地位普遍高于乡村村民的社会经济地位，但也有部分研究表明，乡村村民的主观社会经济地位高于城市居民的社会经济地位。

---

① 仲亚琴.儿童期社会经济地位与中老年健康状况的关系研究［D］.济南：山东大学，2014.

② 仲亚琴.儿童期社会经济地位与中老年健康状况的关系研究［D］.济南：山东大学，2014.

三、复合型社会经济地位测量维度(指标)

在第二阶段,即20世纪40年代至今,对社会经济地位测量方法的研究进入了一个复合型的时期。大量研究表明,以单一指标或是分别以多元指标各自独立地测量社会经济地位概念,仅能反映出社会经济地位的一个侧面,或解释社会经济地位某一维度对因变量的作用与影响,而很难以一个全面的或综合的指标去反映研究对象的社会经济地位,这造成了在将测量维度(指标)具体应用到阶层划分或是确认研究对象在社会中的位置的过程里,出现标准前后不一致或是标准多元化的现象。由此,对综合或复合型指标的需求便应运而生。在已有的研究中,对于复合型指标的获取、建构通常采取简单加法(量表测量)、建构回归方程法、降维分析法及项目反映理论法等四种方式。

(一)简单加法(量表测量)

第一种方式,也是最为简单易行的方式,便是简单加法,即量表测量的方法。运用这种方法,通常以简单加总或是赋权加总进行最后指数的运算。在已有的研究中,比较具有代表性的有霍林希德的评价方法、库帕斯瓦米(Kuppuswamy)的评价方法、蒂瓦里(Tiwari)的评价方法及WIS方法。

1.霍林希德的评价方法

在1949年的社区研究中,霍林希德引入三因素量表,用以测量社会声望。该量表最初在心理健康流行病学研究中使用,后被更新并普及,发展为社会声望指数(ISP)。该指数基于职业和教育两个因素:职业因素对应的是个体拥有的力量和技能,亦即其在经济体制中的地位和机会;教育因素对应的是个体的文化品位。

霍林希德构建了研究对象职业和教育水平的分配分数指数,加权综合构成其社会声望指数。之后,社会声望指数范围又分成五分位,但这种方法因被认为"快过时了"而受到严厉批评。尽管如此,它在美国心理学研究领域还是获得了一定的成功[①]。

① 马玉霞,张兵.社会经济地位测量方法的研究进展[J].中国健康教育,2011(5):372－376,382.

2. 库帕斯瓦米量表

在以社区、医院为基础的研究中,社会经济地位是一个非常重要的指标,包括家庭收入、个人教育程度和职业状态。在亚洲人开发的量表中,印度学者库帕斯瓦米于 1976 年提出的量表被广泛使用。该量表将教育、收入和职业三者综合起来,反映研究对象的社会经济地位。

库帕斯瓦米将教育、职业和收入分别分为 7 个层次,并为它们赋予不同的权重得分,三者相加的最高分为 29 分。得分 26 ~ 29 分者,被认为处于上等社会经济地位,16 ~ 25 分处于中上等,11 ~ 15 分处于中下等,5 ~ 10 分处于下等上,小于 5 分处于下等。该量表在后期经过了数次的更新,分别是对家庭收入的更新、将家庭收入转换成个人收入的更新以及尼泊尔人为评估本国居民社会经济地位而对库帕斯瓦米量表做的整体修改[①]。

3. 蒂瓦里的评价方法

库帕斯瓦米的评价方法适用于对城市人口的评估,而对于农村人口,这个量表并不适合。2005 年,印度学者蒂瓦里等人又提出一种新的社会经济地位评价方法。他们认为,现有的社会经济地位测量常用量表比较陈旧,而且失去了现实意义。因此,要开发一个有效的、可靠的可测量印度农村和城市社区社会经济地位的工具。为了开发量表,他们选择了 7 项指标:房屋、物资所有、教育程度、职业、月收入、土地、社会参与和理解。这些指标对应 7 个方面的模型,每一个模型包括 5 个选项,并有不同的赋值,构成 10 分制的量表。专家们首先就 7 项指标达成共识,对于每一个指标所包括的选项,其权重得分由专家、有经验的研究者及社区给出。同时使用一个附加的评价方法——目测模拟评分,根据社会经济地位审查者目测的结果,判断研究对象家庭处在哪一个阶层——可分为上层、中上层、中层、中下层、下层 5 个阶层。通过目测模拟评分和检验—再检验的方法验证,量表的信度很高,相关系数为 0.998。因此在评估印度城市和农村地区家庭或个人的社会经济地位方面,这一新量表被认为是一个有效、可靠的工具[②]。

---

① 马玉霞,张兵. 社会经济地位测量方法的研究进展[J]. 中国健康教育,2011(5):372 – 376,382.

② 马玉霞,张兵. 社会经济地位测量方法的研究进展[J]. 中国健康教育,2011(5):372 – 376,382.

4. WIS 方法

如前所说,库帕斯瓦米量表主要用来测量印度城市人群的社会地位。它所强调的专业教育和职业,在今天很可能已经不再像20世纪70年代那样关联紧密——如今,一个没有受到过良好的教育、也不具有良好技能的人,仍有可能在他的家庭所从事的生意中获取很高的收入。按照库帕斯瓦米量表的分类,这类人可能只是处在中上水平,但他们却拥有良好的生活条件,也因此能够获得良好的卫生保健条件。相反,今天一些受到过良好的教育并具有良好技能的人,却可能一直处于失业状态,他们的收入很低,生活状态很差。

另外,家庭收入属于个人隐私,因此要做准确的测量也是很困难的。由于印度高额的税收,或者由于低收入家庭可从当地政府获得补贴等原因,人们一般不愿提供家庭收入的准确数据。2006年,同样来自印度的学者帕特尔(Patel)等人,提出了一个快速评价社会经济地位的方法,评价方法是依据财富指数等级(wealth index scale),因此简称为 WIS 方法。

具体而言,他们将家庭用物品分为必需品、有用品和非必需品,然后根据这些物品的占有情况来判断研究对象的社会经济地位。其定义中的必需品为“电”,有用品定义为“收音机、自行车、电视、摩托车和土地”,非必需品定义为“家用汽车和冰箱”。有电、拥有所有的有用品及非必需品的家庭,被认为是上层家庭;有电、拥有多于两项有用品及一项非必需品的家庭,被认为是中上层家庭;有电、拥有多于两项有用品、没有非必需品的家庭,被认为是中下层家庭;有电、拥有少于两项有用品的家庭,被认为是下层上的家庭;没有电的家庭,被认为是下层家庭。相较之下,库帕斯瓦米量表复杂而不易被掌握,并且有职业和教育程度的偏性,而只覆盖8项评价指标的 WIS 方法则适合研究对象中的所有收入组,并与库帕斯瓦米量表保持了很好的一致性,因此可以取而代之①。

(二)建构回归方程

复合型的第二种方式是构建回归方程。建立起社会经济地位指数的多

---

① 马玉霞,张兵.社会经济地位测量方法的研究进展[J].中国健康教育,2011(5):372 – 376,382.

元线性回归方程,即根据社会经济地位概念原始的定义,将教育、收入及职业三个维度中的部分或是全部作为自变量,进行相应的多元回归方程的建构。在已有的研究中,比较具有代表性的有布劳(Blau)和邓肯(O. D. Duncan)的社会经济指数、格林(Green)的综合评价法及奥克萨(Oakesa)的新量表法。

1. 布劳和邓肯的社会经济指数

最常用于测量社会经济地位的指标,来自邓肯的社会经济指数(SEI),这是一个综合职业声望、收入和教育的指标。职业声望的概念,在1947年之前并没有得到全面的发展,直到美国国家民意研究中心(NORC)在诺斯(Cecil C. North)的领导下,进行了一项关于年龄、教育程度、收入和特定职业声望之间关系的调查,职业声望才首次被研究和测量。邓肯的社会经济指数,就是这次调查的最重要成果之一。邓肯基于职业声望测量所获得的各类职业的声望得分,以及相应职业的平均收入和教育水平,建立了一个回归方程,求出收入和教育对职业声望的回归系数即权数,然后应用这一回归方程,求出所有职业的声望得分。采用这种方法所求出的声望得分,实际上是根据每一个职业的收入和教育水平估算出来的,它因此被称为社会经济指数。收入代表经济地位,教育代表社会地位,社会经济指数就代表了人们的综合社会地位。

邓肯计算社会经济指数的方法包括了两个回归方程。第一个回归方程是:

$$Y = a + b_1 X_1 + b_2 X_2$$

其中,Y是各职业的声望得分,a为常数项,X_1为各职业的教育水平,b_1为教育的回归系数,X_2为各职业的收入,b_2为收入的回归系数,这一方程求出:$a = -6.0, b_1 = 0.59, b_2 = 0.55$。

第二个回归方程是:

各职业的社会经济地位指数 = -6.0 + 0.59 × 各职业的教育水平
+ 0.55 × 各职业的收入

在后来对美国职业结构的研究中,布劳和邓肯进一步发展了这一方法,此后又被许多社会学家所采用或改进,推广到更多国家,以据此进行社会声望分层。不过,一些专家认为在这个方法中以1947年NORC的得分作为一个因变量是有偏性的;另外一些专家则认为社会经济指数没有涉及富人的社会经济地位,不能反映出教育和收入的全貌。还有一些人重新分析了邓肯的数据,发现了一些分析中存在的潜在问题。但邓肯提出的社会经济指数已经得到了更新和普及[①]。

2. 格林的总和评价法

1970年,格林开发了一个基于教育、收入及职业的测量健康行为分层的综合量表。格林的研究样本为加利福尼亚州1592个至少有一个5岁以下孩子的家庭。他将教育、家庭收入和职业分别赋值,经多元逐步回归分析,得出不同指标的权重,最后得到以下计算社会经济地位的公式——

三因素社会经济地位得分:

社会经济地位 =0.5×收入得分 +0.3×教育得分 +0.3×职业得分

双因素社会经济地位得分:

社会经济地位 =0.7×教育得分 +0.4×收入或职业得分

另外,考虑到在不同种族人群中家庭收入对健康的影响程度不同——比如在非白人的家庭中家庭收入对健康的影响较白人家庭更为明显,格林还提出了针对不同种族家庭的社会经济地位计算公式。格林量表中的社会经济地位本身不是直接测量得来的,人们对它的批评主要是因为其权重是通过回归方程得到的,而不是基于社会经济地位本身的概念[②]。

3. 奥克萨的新量表法(CAPSES)

2003年,奥克萨提出一种基于"资本"的社会经济地位计算新方法。他认为,社会经济地位与物质资本、人力资本和社会资本有关。因为资本(capital)是确定社会经济地位的理论基础,因此他将其量表称为CAPSES。其中,SES = f(物质资本、人力资本和社会资本)。

物质资本一般是指自己占有的物质基金,如房屋、汽车、冰箱、收入、储蓄、投资和已知的预期财富及遗产等。物质资本不仅指收入,还包括各类物质。它通常是有形且可见的,也有易兑换成这种形式的,如股票期权或信托

① 马玉霞,张兵.社会经济地位测量方法的研究进展[J].中国健康教育,2011(5):372 – 376,382.

② 马玉霞,张兵.社会经济地位测量方法的研究进展[J].中国健康教育,2011(5):372 – 376,382.

基金等,对于个体获取良好的住房、医疗或教育资源等非常有用。人力资本指个人与生俱来的特质,比如英俊、美丽,或在某方面所具有的天分和能力,或后天所获得的技能与知识,这部分是可以通过时间和劳力投资改变的。社会资本指个体保障自己利益安全的能力——每个人都处于自己的社会网络及社会结构之中,据此与其他人保持联系。在这些联系中所体现出来的潜力,正是个人的社会资本所在。奥克萨利用美国家庭和住户调查(NSFH)的项目资料,对新量表法做了验证,结果表明它和其他测量社会经济地位的方法有很好的一致性,甚至在对良好健康状况的预测方面还稍稍优于其他方法[①]。

(三)降维分析

第三种形成复合型社会经济地位指标的方式便是采用降维分析中的主成分分析法和因子分析法,即对多个变量进行合成,形成一个或几个复合变量,来反映社会经济地位。降维分析方法的思想,就是将多个影响因素合成几个主要的因素进行分析。采用主成分分析法构建复合指标要尽可能多地考虑与社会经济地位相关的因素。这种方法的优点在于能够比较全面地研究与社会经济地位有关的因素[②]。

(四)项目放映理论

最后一种形成综合性指标的方式是基于项目反映理论的原理合成分数表征社会经济地位。项目反映理论模型假定个体对特定项目的反应概率和潜在特质的关系服从逻辑斯特曲线分布,由此预测个体对特定题目的反应概率,从而得到个体的潜在特质得分。采用项目反映理论计算社会经济地位的得分,可以解决由多个题目测量社会经济地位的问题,也可以解决跨地区/国家所带来的各个国家题目的差异问题。比如,由于气候差异,热带地区几乎没有取暖器或电热供暖器,而在寒带地区它们却是必需品;在大城市,空调为必需品,而在小城市却未必。对于由类似问题带来的社会经济地位测量题目的差异,传统的合成方法已经无法解决。项目反映理论可以通

---

① 马玉霞,张兵.社会经济地位测量方法的研究进展[J].中国健康教育,2011(5):372-376,382.

② 李燕,孙晓杰,刘坤.国内外老年人社会经济地位与健康关系的研究综述[J].中国社会医学杂志,2015(4):278-281.

过共同的题目,如教育水平、职业、收入,将不同地区的社会经济地位分数联系起来,形成可以比较的分数。有研究者采用项目反映理论模型,通过教育水平、职业以及收入等项目,将不同国家用共同的题目连接起来,形成社会经济地位的分数,从而得到跨区域比较的社会经济地位分数①。

复合型社会经济地位指标是将反映社会经济地位的指标如收入、职业、教育等相结合。其优点是比较全面,结合了多方面指标,能提供单一指标之外的额外信息;缺点是往往缺乏实际的经济含义,当单个的指标之间相关度较低时,复合指标的准确度也比较低。因此,在对社会经济地位测量方法的选取上,要根据具体的研究旨趣和方向进行适当的选取,并不一定复合型的指标要优于单一或多元指标的测量②。

四、社会经济地位测量在我国的本土化

第三阶段便是我国社会经济地位研究测量的本土化时期。社会经济地位作为西方语境下的阶层划分概念,对于我国改革开放以来社会分层的研究来说具有很大的借鉴意义。所以,社会经济地位概念的本土化工作迫在眉睫。因为社会经济地位三个基本的测量维度(指标)的划分,是基于西方社会背景、文化氛围的基础之上提出来的,这一划分是否具有普适性,能否适用于现今中国的社会状况,这是一个需要不断予以验证和说明的问题。其中最具代表性的就是李春玲的职业声望与社会经济地位指数测量。

中国社会科学院研究员李春玲在邓肯社会经济地位指数计算公式的基础上,基于职业声望调查估计了我国社会经济地位指数的回归方程并进行了改进。她在方程中增加了适合我国实际情况的权力因素、部门因素以及社会歧视因素,依据回归方程,计算了161种职业的社会经济地位指数,并对得分进行排序,归纳了24个社会经济地位等级群体。具体的操作方式大体分为三步:

第一步是职业声望测量。列出一些职业,让被调查者按好坏程度进行

---

① 黄小瑞.社会经济地位的测量指标及合成方法[J].全球教育展望,2014(12):82-89.

② 仲亚琴.儿童期社会经济地位与中老年健康状况的关系研究[D].济南:山东大学,2014.

评价或按高低程度进行等级排列,研究人员再对这些好坏程度评价或高低等级排列赋予相应的分值,并计算出每个职业的声望得分;在此基础上,再根据得分的高低排列各类职业的声望等级,由此观察声望分层的基本规则。

第二步是社会经济地位指数测量。

第三步是社会经济地位指数测量的本土化。除了收入和教育这两个变量以外,在方程中,李春玲增加了三个因素:(1)权力因素,包括三个虚拟变量,即研究对象是否为单位的最高管理者、是否为单位的中层管理者、是否为单位的基层管理者;(2)部门因素,包括三个虚拟变量,即研究对象是否就业于党政机关、是否就业于事业单位、是否就业于企业单位;(3)社会歧视因素,包括一个虚拟变量,即研究对象所从事的是否为受歧视职业。加入上述变量后,获得下述回归方程:

职业声望 Y = 11.808 + 3.349x 平均教育年限 + 0.573x 平均月收入(百元) + 16.075x 最高管理者 + 11.262x 中层管理者 + 3.738x 基层管理者 + 8.942x 党政机关 + 6.841x 事业单位 − 5.694x 企业单位 − 26.655x 受歧视职业。(R2 为 0.81)[①]

第三节　我国社会经济地位研究的视角

一、社会经济地位研究的学科和阶段差异

社会经济地位作为一个变量或是作为一种视角,在各个学科都得到了广泛应用。在既有研究中,主要涉及四个主要领域——社会学领域、教育学领域(尤其是学前教育领域)、心理学领域、医学领域。其中,社会学领域主要研究包括社会经济地位概念的辨析与测量方法的更新和应用、阶层划分的研究、"特殊群体"社会经济地位的动态研究与静态研究、社会经济地位与特定行为或观念的相关研究等;教育学领域集中在家庭社会经济地位概念的辨析与测量及家庭社会经济地位对儿童或是青少年的入学表现、社会适应、发展等的影响及相应机制的研究;心理学领域主要基于主观社会经济地

---

① 李春玲. 当代中国社会的声望分层:职业声望与社会经济地位指数测量[J]. 社会学研究,2005(2):74 – 102,244.

位概念的辨析与测量及主观社会经济地位对儿童或青少年社会适应、主观幸福感、满意度等的影响及相应机制的研究。

需要说明的是,这四个领域并不是完全互不干扰、互相独立的,反而在很大程度上是结合或融合在一起的,即一项研究可以跨越两个或是更多个学科的研究,这往往是社会经济地位所具有的丰富内涵和外延所决定的,也体现了社会经济地位逐渐取代社会分层或囊括社会分层的主要依据所在。所以,在此笔者并没有将社会经济地位主要研究领域的划分基于学科之间的区别来进行,而是为体现其融合或结合的特征,将社会经济地位研究领域主要划分为五个层次:(1)社会转型时期,即我国从高度集中的计划经济向社会主义市场经济期间对社会经济地位获得性的研究(动态视角);(2)家庭社会经济地位与儿童或青少年教育发展的相关性研究;(3)社会经济地位与健康不公平的相关性研究;(4)社会经济地位与特定行为表征的相关性研究;(5)社会经济地位与特定观念表征的相关性研究。

二、社会转型时期社会经济地位的研究状况

社会经济地位研究领域的第一个层次便是社会转型时期,即我国从高度集中的计划经济转向社会主义市场经济期间,此时社会经济地位概念刚进入我国。这一层次的研究可称为动态视角的研究,因为这一研究领域的主要成果是在当时我国社会实践的基础之上所做出的新的认识与规定。社会经济地位作为一个西方社会学的概念传入我国,是改革开放以后的事情,当时我国正处于社会主义市场经济转型的关键时期,迫切需要一个能够说明并验证现阶段阶层分化的研究的指标体系,而社会经济地位这一指标体系恰好能够满足当时理论研究的需求。因此,我们发现,社会经济地位的相关研究到了 21 世纪初才慢慢被国内学界所应用和强调,这主要是社会改革的缓慢过程所导致的,当这一问题日益凸显其现实性的时候,社会经济地位的研究便成为学界关注最匮乏的一个理论环节。在这一时期,社会经济地位的相关研究主要有两方面,一方面是对特殊群体社会经济地位的动态研究和静态研究;另一方面是基于前者所积累下的实证经验所进一步建立的阶层划分标准及对其相应的测量方法的总结与本土化的过程。

（一）特殊群体社会经济地位的动态研究和静态研究

对特殊群体社会经济地位的动态研究和静态研究，主要经历了三个阶段：

（1）对于社会经济地位概念的应用最早发生在最为激烈动荡的城镇化时期，一大批学者纷纷投入市场经济转型，社会经济地位研究领域产生了一系列新的研究课题。其中，最具代表性的便是对于农转非群体社会经济地位变化的动态研究①、流动农民社会经济地位的研究②、市民与农民工群体社会经济地位的相关研究等③。

（2）到了第二个阶段，研究者对社会经济地位的研究对象在群体属性上的选择，逐渐从社会群体转向了家庭和学校，研究领域也逐渐从社会学领域转向了教育学领域，尤其是学前教育领域在这一阶段产生了丰富的成果。其中具有代表性的研究包括教师社会经济地位的测量与研究④、学生家庭社会经济地位的测量与研究⑤等。

（3）最后一个阶段发生得较晚，从西方的理论发展导向看，最初对于社会经济地位的研究主要集中在客观社会经济地位的测量方面，即对社会经济地位的三个主要维度：教育、收入和职业进行相关测量，但是到了20世纪90年代之后，主观社会经济地位被纳入了社会经济地位的测量理想类型之中，所以在我国，对主观社会经济地位的研究起步比较晚，也比较少，主要表现为从心理学领域的视域下展开的相应性的研究。其中具有代表性的研究包括主观社会经济地位量表的制作与应用⑥、主观社会经济地位作为一种中

----

① 谢桂华."农转非"之后的社会经济地位获得研究[J].社会学研究,2014(1):40-56.

② 刘祖云,刘敏.关于人力资本、社会资本与流动农民社会经济地位关系的研究述评[J].社会科学研究,2005(6):124-129.

③ 王毅杰,茆农非.社会经济地位、群际接触与社会距离：市民与农民工群际关系研究[J].南京农业大学学报(社会科学版),2016(4):60-70.

④ 董新良.教师社会经济地位测评研究：以社会分层理论为依据[J].教育理论与实践,2008(13):44-46.

⑤ 任春荣.学生家庭社会经济地位(SES)的测量技术[J].教育学报,2010(5):77-82.

⑥ 陈于宁,姚树桥,夏良伟.主观社会经济地位量表中文版测评成人样本的效度和信度[J].中国心理卫生杂志,2014(11):869-874.

介变量的相关性研究①、对于测量青少年群体主观社会经济地位的尝试与研究②等。

（二）测量方法的总结与本土化过程

上述三个阶段积累了大量实证研究的成果和数据，加之我国做了一系列的全国性的社会调查，包括中国健康和营养调查（CHNS）、中国家庭追踪调查（CFPS）、CGSS、中国健康与养老追踪调查（CHARIS）等，为学者对于社会经济地位的总和指标研究及相关分层研究提供了数据支撑。所以，仅仅依赖于西方社会经济地位的理论和测量是完全不适应我国特殊国情和文化氛围的，一大批学者就是在这样一个有利条件与学术反思的过程中推动社会经济地位理论和测量实践走向本土化，并产生了丰富的本土成果。其中最具代表性的便是李春玲利用"当代中国社会结构变迁研究"课题组的调查数据，推出了我国社会经济地位指数的计算公式，充分考虑到了我国社会特殊背景条件下，权力、部门等条件及相应的歧视对个体社会经济地位的重要影响，改进了布劳和邓肯的社会经济地位指数，是实现社会经济地位测量实践本土化的最重要的代表。除了测量实践实现了本土化，在社会分层理论方面也经历了本土化的过程。后者的主要代表有陆学艺的层化论、李强的利益群体范式论和孙立平的断裂论等。当然，除了上述具有一定原创性的测量方式和理论依据外，还有一系列关于已有研究有关测量方法的总结性研究，其中最具代表性的便是马玉霞对社会经济地位测量方法的研究进展回顾。

三、家庭社会经济地位研究

家庭社会经济地位的研究主要体现在其与儿童或青少年教育发展的相关性方面，集中在教育学领域，特别是学前教育阶段对儿童家庭社会经济地位的研究及相应的相关性研究之中。主要课题有：社会经济地位与儿童入

---

① 陈艳红，程刚，关雨生，等.大学生客观社会经济地位与自尊：主观社会地位的中介作用[J].心理发展与教育，2014（6）：594－600.

② 胡牡丽，王孟成，蔡琳，朱熊兆，姚树桥.青少年主观社会经济地位量表的初步编制[J].中国临床心理学杂志，2012（2）：155－157.

学表现的相关性研究①；社会经济地位与儿童发展的相关性研究，如对儿童的健康、认知、学业成就、社会性情等发展产生的诸多影响②③④⑤；社会经济地位与青少年⑥、留守儿童⑦社会适应的相关性研究等。

四、社会经济地位与健康不公平研究

社会经济地位与健康不公平（health inequity）的相关性研究可以说是社会经济地位测量实践里应用最多，也最早提及的，所以研究成果颇多，研究状况也较为复杂。2010年，阿德勒（Nancy E. Adler）将社会经济地位与健康关系研究进展划分为五个阶段，其讨论的主题分别为：（1）基于贫困线的健康不平等问题；（2）收入、教育程度与职业梯度对健康的影响；（3）基于第二阶段的讨论上加入生活方式、社会情景因素等中间变量；（4）考虑多水平影响中独立变量发挥的作用；（5）不只考虑变量的作用，更考虑变量之间复杂的交互作用机制。目前发达国家关于社会经济地位对健康的影响研究已经处于阿德勒提出的第五阶段，而我国多还处于第二阶段。近期一些学者开始涉猎第三个阶段，比如黄洁萍等分析了社会经济地位如何通过生活方式对我国城镇劳动力健康产生影响⑧；王甫琴于2012年以自评健康状况为健康测量指标，得出社会经济地位会影响居民体育锻炼的时间，进而影响自评

　　① 陈敏倩，冯晓霞，肖树娟，苍翠.不同社会经济地位家庭儿童的入学语言准备状况比较[J].学前教育研究，2009（4）：3－18，18.
　　② 刘浩强，张庆林.社会经济地位对儿童发展影响的研究[J].乐山师范学院学报，2005（1）：105－109.
　　③ 盖笑松，闫裕.国外社会经济地位不利儿童的发展促进项目[J].外国教育研究，2007（12）：1－5.
　　④ 张卫，李董平，谢志杰.低社会经济地位与儿童发展[J].华南师范大学学报（社会科学版，2007（6）：41－45.
　　⑤ 李大维.低社会经济地位对儿童发展的影响研究综述[J].学前教育研究，2009（3）：1007－8169.
　　⑥ 叶婷，吴慧婷.低家庭社会经济地位与青少年社会适应的关系：感恩的补偿和调节效应[J].心理学探新，2012（1）：61－66.
　　⑦ 苏志强，张大均，邵景进.社会经济地位与留守儿童社会适应的关系：歧视知觉的中介作用[J].心理发展与教育，2015（2）：212－219.
　　⑧ 黄洁萍，尹秋菊.社会经济地位对人口健康的影响：以生活方式为中介机制[J].人口与经济，2013（3）：26－34.

健康状况等结论①。

从社会经济地位和健康不公平的关系角度进行划分的话,既有的研究可分为共识性的社会经济地位研究和历时性的社会经济地位研究。前者指的是某个个体或群体的健康主要受其自身社会经济地位或家庭社会经济地位影响。后者指的是某个个体或群体的健康主要受该个体或群体早期社会经济地位的影响。对于健康不公平现象又可以根据人口生命周期或生活环境分为老年人健康不公平、子女成年健康不公平、女性健康不公平、农村居民健康不公平、城镇劳动力健康不公平等。

五、社会经济地位与行为或观念的研究

最后还有基于社会经济地位与特定行为或特定观念的相关性的研究。其中,社会经济地位与特定行为的相关性研究主要包括社会经济地位与我国老年人居住方式的相关性研究、社会经济地位与我国老年人家庭照料方式的相关性研究、社会经济地位与慈善行为的相关性研究及社会经济地位与环境风险分配行为的相关性研究等。社会经济地位与特定观念的相关性研究则主要包括社会经济地位与主观幸福感的相关性研究、社会经济地位与家长教育满意度的相关性研究等。

第四节　理论综述与定量研究

综上,在既有的社会经济地位的研究之中,主要采用两种方式,一是理论综述的方式,二是定量研究的方式。据统计,目前九成以上的相关论文都是在定量研究范式下完成的,主要目的在于验证社会经济地位变量与其他相关变量的相关关系或具体作用机制。而采取理论综述的方式所撰写出的论文,也在很高程度上是为了后期研究假设性地提出相关测量方法并予以应用而做出的阶段性总结。所以,对于社会经济地位的研究,最为主要的层次仍是定量研究方式的应用。

采取定量研究方式,就要面临两个最基础的问题,一是数据库的利用,

---

① 王甫勤.社会经济地位、生活方式与健康不平等[J].社会,2012(2):125 – 143.

二是相应统计方法的选取。在既有文献之中,对于数据库的利用主要是以全国性综合调查的数据为依托,后者主要包括 CHNS、CFPS、CGSS、CHARIS、中国老年人口健康状况调查(CLHLS)数据等。同时还有部分论文的数据利用是基于地方性的综合调查数据,主要包括南京市城乡居民调查问卷等。而对于统计方法的选取基于两种不同的逻辑分析框架:第一种即研究社会经济地位变量与因变量的作用大小和方向,或是将社会经济地位作为一个自变量,以研究其构成维度的作用大小和方向,采取的主要统计方法是线性多元统计分析、二元逻辑斯特回归分析、多分类有序逻辑斯特回归模型、有序概率模型等;第二种是具体阐明社会经济地位与因变量的作用机制问题,即社会经济地位是通过何种中介变量影响到因变量的变化的,主要的统计分析方法包括路径分析方法、结构方程模型的建构等。

一、社会经济地位概念的运用过分注重普遍性,忽视特殊性

社会经济地位概念是一个舶来品,它最早是在西方社会情景下提出来的,其测量维度(指标)被划分为主要的三个标准,即收入、教育和职业,这也是在西方实证主义经验范式得到普及的前提条件下,经过不断的验证和检验的基础上提出来的。所以我们在现阶段沿用社会经济地位概念来说明我国社会阶层的变化或具体相关问题时,既具有得天独厚的优势——我们是在西方语境下使用社会经济地位这一概念的,又有需要克服的障碍——外来用语的引入必不可少地带有某种意识形态或文化烙印,如何去除这种烙印,实现社会经济地位概念及测量实践与我国环境、情景、文化相融合、相适应,是亟须解决的问题之一。然而,在已有文献中,我们几乎没有发现具有中国特色的社会经济地位概念,尽管也有学者不断努力尝试提出新概念,但是都差强人意。这主要表现在两点:一是对社会经济地位概念的界定难以符合现有情境下对我国社会阶层的认识;二是在不同群体属性、年龄阶段上的应用缺少区分度,往往出现以一概全的现象。

针对第一个问题,黄小瑞引用科尔曼(James Coleman)对"资本"概念的综述,使我们得到了一定的认识,即将社会资本概念借用于对社会经济地位的界定和测量实践之中。贺寨平将"社会支持"这一概念引进对农村老年人身心健康的实证研究中,可以看作社会资本、社会关系、社会网络研究的组

成部分。在对社会经济地位进行测量时,资本的概念是比较关键的。布迪厄分析资本的概念时,将其划分为经济资本、文化资本及社会资本,在测量社会经济地位时,分别将经济资本和文化资本对应收入与教育作为测量的维度(指标),但是缺少对于社会资本的测量。对于社会资本不应仅仅作为一个独立的概念进行分析,也应将其纳入测量社会经济地位的复合指标或整体评价的框架之中,也就是说,社会资本应和经济资本、文化资本一样,构成社会经济地位的测量维度(指标)之一,尤其是在中国这样一个人情社会里,社会资本的作用显得更为重要和关键。

同时,对于在不同群体属性、年龄阶段上进行测量时出现的以一概全的现象,也是对社会经济地位概念的不慎运用。在已有研究中,有关于家庭社会经济地位、成人社会经济地位的研究已经比较成熟,但是在面临新的群体时,我们大部分的研究仍套用已有研究成果,而泯灭了该特殊群体所独有的特性标志或影响因素。特别是在对青少年、老年人、农民工等特殊群体的社会经济地位概念的界定和测量上,我们不应以既有的成果照搬套用,而应在此基础上进行适当调整与创新,以符合实际的标准来操作。

二、社会经济地位概念化和操作化的本土化问题

以上表明的就是社会经济地位的概念化和操作化过程,如果从普遍性和特殊性的关系进一步论述,那便是面临着概念和测量的本土化问题。现有文献对这一问题的重视程度是比较高的,但很少有学者对这一问题做出恰当合理的回答和应对,往往表现出避重就轻的姿态。不过也有部分学者在本土化上提出过新的概念,也做出过测量实践层面的尝试,其中最具代表性的就是我们在上一节提到的李春玲对社会经济地位指数的建构。但这绝不是一劳永逸的操作方式,笔者认为,测量方式的革新或本土化是依赖于社会经济地位概念的本土化的,只有在处理好了社会经济地位概念的普遍性和特殊性的矛盾关系的前提下,我们才能适时提出一套具有本土化特色的测量方法。剩下来的便是统计技巧方面的问题,相对而言比较简单易行的。

三、社会经济地位的测量需要结合单一或多元指标和复合型指标的应用

社会经济地位的测量方法大体上可以分为两大类,即单一或多元指标

的测量和复合型指标的测量。两者各有优点和缺陷,而且也并不是无法兼容的。单一或多元指标能够具体反映出实际的测量指标对相应因变量的具体影响,使人易懂其实际含义,但是由于过分分散,很难形成一个整体性的概念。复合型社会经济地位指标是将反映社会经济地位的测量指标如收入、职业、教育等相结合,其优点是比较全面,结合了多方面指标,能提供单一指标之外的额外信息。缺点是往往缺乏实际经济含义,当单个的指标之间相关度较低时,复合指标的准确度也比较低①。从既有文献中可见研究中显然存在一股崇尚建构复合式指标的风气,而轻视单一或多元指标的应用,实际上大部分的研究却仍是基于后一种方式进行的。因此,在社会经济地位测量实践中,在方法上,要根据具体的研究旨趣和方向进行适当的选取,复合型的指标并不一定优于单一或多元指标。在具体的研究和测量过程中,将两种方式的结合才是比较明智、全面的选择。

四、社会经济地位研究领域的深层问题

社会经济地位研究领域的深层问题,是我们在进行理论研究或是实证分析的过程中需要不断予以思考的问题。在已有文献中,如果按照阿德勒对于社会经济地位与健康关系研究进展的划分,可以简单地判断我国学界对社会经济地位的研究正处于第二阶段,即探究社会经济地位的维度测量及其间的相互关系。不过由于少数学者对社会经济地位的作用机制进行了适当的阐述,那么如果与西方的研究进程相比,我国对于社会经济地位的研究实际上处于第三个阶段的开端。所以,社会经济地位研究领域的深层问题就是后续阶段需要掌握的一个重要方面。在笔者看来,后续阶段的展开需要从以下三个层面入手:(1)社会经济地位研究领域的多学科问题,(2)社会经济地位研究领域的多维度问题,(3)社会经济地位研究领域的多层次问题。

（一）社会经济地位研究领域的多学科问题

在有关社会经济地位的多学科问题上,既有研究文献大多是以本学科

---

① 仲亚琴.儿童期社会经济地位与中老年健康状况的关系研究[D].济南:山东大学,2014.

领域为出发点,即从单一学科领域出发,将社会经济地位当作一个仅从属于本学科领域的概念。这种划归方式可以让我们对社会经济地位产生更为特殊而具体的认知,比如,在社会学领域,社会经济地位成为阶层划分的主要依据;在教育学领域,社会经济地位成为影响儿童入学成绩、儿童发展以及社会适应方面的独特变量;在心理学领域有"主观社会经济地位"概念,为探讨社会经济地位添加了新的测量维度。由此可见,社会经济地位的分学科研究,也体现出了现有的劳动分工、学科分立。但与分学科研究形成的过程相反的,便是学科融合视角的出现——对一个概念或理论的研究如果拘泥于单一学科领域研究的话,是缺乏整体性甚至合理性的。社会经济地位这一概念,由于其本身就是一个跨越多学科的概念体系,不仅涉及社会学、心理学、教育学、医学等传统领域,还关涉环境学、政治学等相关领域,所以人们需要从多重学科交叉的视角借鉴不同学科的研究思路,对社会经济地位进行深层研究。

(二)社会经济地位研究领域的多维度问题

谈到对社会经济地位的深层研究,不得不提出多维度的问题。社会经济地位从其西方来源来讲,已具有了收入、教育和职业三个基本维度。但是我们发现,不同的研究旨趣和方向对于社会经济地位的维度的表述是不尽相同的,比如仲亚琴将社会经济地位划分为教育程度、年人均消费性支出及居住地区三个维度;李春玲将社会经济地位划分为收入、教育、权力、部门及社会歧视等五个维度等。同时,研究者不仅关注诸如收入、教育和职业这些客观性维度的指标,也注重其主观性维度即对主观社会经济地位的测量,主要体现为研究对象的自我评估,包括其生活学习环境、同伴关系、学业成就和运动才能等方面。

(三)社会经济地位研究领域的多层次问题

作为一个变量,社会经济地位往往被看作自变量,用以研究其对因变量作用的大小和方向。但是变量之间的关系是复杂的,对其并不是能够简单直接地进行相关性认识的,所以具体探讨变量之间的作用机制,是一个值得重视的问题。在已有的文献中,对各变量作用大小和方向的研究是比较多的,对其影响机制的研究也占了比较大的比重,对中介变量的权重关系及变量之间交互作用的影响则关注较少。所以,依据阿德勒所提出的社会经济地位与健康关系研究的进展,我们应该朝着这个方向予以着重研究,但也并不局限于此。

(四)社会经济地位研究方法的质性问题

通过对社会经济地位研究方法的概述,我们可以发现,定量研究范式在其中占据主导甚至唯一地位,这就让我们不得不思考社会经济地位研究方法的质性问题。社会经济地位在社会学领域往往被作为主要依据来划分阶层划分,人们还以此为基础进行对其他相关变量的讨论,比如健康、幸福感等。但是对社会经济地位不同的诸个体,其生活方式、情感表达、生命历程等具体信息是无法单单从调查研究之中得知的。所以不管是在研究展开之前还是之后,我们都需要利用质性研究范式认识社会经济地位,或深化已有认识。在已有的文献研究中,对主观社会经济地位的研究是比较接近质性研究的,然而大多数学者却将主观社会经济地位置于客观社会经济地位的研究框架之中,并没有对其主观维度予以完整性的把握。笔者认为,对于主观社会经济地位的研究,应当用质性方法更好地把握,重视个体或群体对于其社会经济地位的具体认知、情感表达及生命体验的呈现。

第二章　健康研究与健康测量

健康研究是为了更多地了解人类健康而进行的研究,旨在寻找更好的预防和治疗疾病的方法,是帮助改善医疗护理及保健状况的重要途径。虽然早在 14 世纪就有使用科学方法进行疾病研究的记录,但现代健康研究始于第二次世界大战后对于抗生素的早期研究。

1948 年《世界卫生组织宪章》(*Constitution of the World Health Organization*)中给健康下的定义是:"健康是指在精神上、躯体上和社会上的完满状态,而不仅仅是没有疾病和衰弱的状态"[①]。之后,世界卫生组织(WHO)又不断修正健康的标准,提出:人除了身体健康外,还应拥有心理健康和社会交往方面的健康。进而,社会学界也提出:健康是个人或群体一方面能够实现愿望和满足需求的程度,另一方面是改变和应付环境的能力。因此,健康被视为日常生活的资源,而不是生活的目标,它是一个强调社会和个人资源及物质能力的积极概念。

可以看出,从 20 世纪中叶到 20 世纪末期,人们对健康的认识逐渐从生物医学模式向更加总体性和综合性的社会科学范式转变。尽管传统生物医学关注的重点仍是健康研究中生物属性的部分,但社会学、人口学、老年学等社会科学领域的研究者已经开始关注影响人口健康的社会属性,这使得健康研究的相关领域大大扩展。

---

① 郑晓瑛.中国老年人口健康评价指标研究[J].北京大学学报(哲学社会科学版),2000(4):144 – 151.

第一节　健康研究的社会学演化与变迁

研究者一度将人口健康状况差归因于生物或自然条件的影响。上个世纪末,社会学家已经证明,疾病的传播程度及个体或群体受疾病传播影响的程度,也受人口的社会经济地位、民族传统或信仰及其他文化因素的影响。如果说医学研究收集有关疾病的统计数据,那么相应的社会学研究则以人口统计学的方法找到致病的外部因素。应用全球分析法,社会学还可以帮助解释疾病和健康水平为什么存在全球性差异。

马歇尔·戈登(Marshall Gordon)1998年在《健康与疾病社会学》(*Sociology of Health and Illness*)中指出,在健康和疾病(或称"健康和保健")社会学中,研究者要审视社会和健康之间的相互作用,研究社交生活是如何影响一定人群的发病率和死亡率的,或者发病率和死亡率是怎样对人们的社会生活造成影响的。具体而言,社会学研究与医学研究的不同之处在于:社会学讨论了与家庭、就业和学校等相关的社会制度有关的健康和疾病,患者与医生的关系,以及卫生专业人员在社会中的作用等。健康和疾病社会学还涵盖社会学病理学,研究诸如疾病及其致病原因、施加特定类型医疗援助的原因及患者遵守或不遵守医疗制度的原因等等。

通过以健康和疾病为对象的研究发现,与发达国家相比,发展中国家人口通常预期寿命较低;年幼和年老的人更容易生病和死亡;女性往往比男性长寿,但健康状况较差。实际上,即便在同一社会中,不同社会阶层和种族的人口健康状况也存在差异。

社会因素在健康和疾病的发展中起着重要作用。社会学家认同酒精、烟草、饮食和运动是与人的健康密切相关的重要因素,但他们也看到了对与这些因素相关的行为模式背后的文化因素进行分析的重要性。他们认为,持有广泛的研究视角,对于正确看待健康和疾病更有帮助。西方社会学家还研究了工业生产对人口健康和疾病的影响,关注工业污染、环境污染、工作事故和压力相关疾病等问题。社会流行病学研究显示,社会经济地位与发病率、死亡率以及人体机能密切相关。比如当人在工作中其所努力的程度与所获得的奖励之间关系失衡,职业发展机会减少,工作场所主客观条件恶劣,养老金权利丧失时,人患心脏疾病并因此死亡的几率会大大增加。

以上这些研究都表明,人类生存的外部因素会影响人体健康状况和疾病的发生及死亡。

一、健康社会学研究的制度化形式

健康社会学研究在全球范围内的快速兴起,与批判生物医学范式思潮不谋而合。20 世纪初,健康社会学由医学社会学发展而来,最初萌芽是在美国随着现代大学制度的建立出现的一种制度化形式。[①] 从该世纪 50 代年起,医学社会学开启了其制度化进程——变得集中化、结构化、正规化,并逐步被广泛认定为一种合法而有价值的学术活动。

在学术范畴内,一个学科(或子学科)制度化的三个主要特征是形成正式的研究网络和协会、创办学术期刊、出版学术教科书。特别是第三点,从学术教科书的出版时间上,还可以看出该学术领域从一个国家传播到另一个国家的相对发展轨迹。

1950 年至 1970 年间,美国医学社会学领域从有影响力的私人基金会和联邦政府的"慷慨"捐赠中获益,这些捐赠刺激了美国社会学协会中社会学部门和医学社会学部门的发展[②],同时也鼓励了社会学和医学及其他健康科学之间强烈的相互影响和有力的相互支持。威廉·考克汉姆(William Cock-erham)指出,刺激美国医学社会学取得长足发展的因素众多,加上与医学社会学相关的许多学术活动又都发生在专门的社会学研究院所之外,这至少确保了该领域最初的研究关注的是医学、公共卫生和卫生管理方面的问题,而不是单纯的社会学问题。尽管如此,在美国,医学社会学仍然是在以社会学为父学科的基础上并受其限制而发展起来的,社会学各相关学科的支持

---

① 1949 年,第一个全日工作的社会学家被派遣到安大略大学(Ontario University)的精神病和预防医学系任教,此后社会学家开始正式在医院和护理院校授课。20 世纪 50 年代,罗伯特·斯特劳斯(Robert Straus)作为社会学家被邀请在肯塔基大学(University of Kentucky)建立一个行为科学系,该系是正在兴建的新医学院校的主要部分。从此医学院校对医学社会学寄啊开放,并为该学科的形成搭建了平台。后来相关基金会的财政支持也帮助该学科迅速发展。沃林斯基.健康社会学[M].杨辉,张拓红,译.北京:社会科学文献出版社,1999.

② 考克汉姆.医学社会学[M].高永平,杨渤彦,译.北京:中国人民大学出版社,2012:55–58.

对该领域的发展是至关重要的。此外,外部资金不仅鼓励社会学家从事医学项目,还使他们得以继续留在社会学院系内,并壮大社会学院系。

在英国,医学社会学领域的形成也发生在社会学院系之外。20世纪50年代和60年代,玛格丽特·斯泰西(Margaret Stacey)和希拉里·霍曼斯(Hilary Homans)指出:"主流社会学家几乎没有认识到,要理解整个社会,先理解医疗机构是非常重要的。"1969年,英国社会学协会(BSA)成立,而这个新生的医学社会学团体中许多成员并没有在大学工作,该领域的许多研究成果也是多学科或跨学科的。

从澳大利亚的相关情况我们能看出,20世纪50年代早期的研究网络是由来自许多学科(尤其是精神病学)的研究者织成的,他们对疾病在社会方面的影响充满了研究热情。20世纪60年代,澳大利亚社会学协会(TASA,当时称为澳大利亚和新西兰社会学协会,SNAAZ)的医学社会学分会,已吸收了足够多的社会学家和大学作为注册会员。但是,澳大利亚医学社会学制度化的过程不同于北美和英国,主要是因为在整个学科形成阶段,其主流社会学家和医学社会学家之间有着密切的联系。英国的社会精神病学家和医生中很多人参加了每年一度的澳大利亚社会学会议和研讨会,这使得社会学家进入医学领域相对容易。然而,英美医学社会学实现专业化很久以后才在澳大利亚形成标准的那段时期里,许多主流社会学家表示感兴趣的健康或医学课题占据了他们的职业生涯的一部分,最重要的是,社会学范畴内的集中调查在早期就已存在并被社会普遍接受了。

各国医学社会学制度化的发展路径不尽相同,时间序列也是每个国家所特有的。在法国,健康与社会关系方面的研究直到20世纪60年代后期才出现。与英国、澳大利亚和美国不同,在法国从事医学社会学研究的往往是全职医生而非学校的老师,因此不需要教授相关课程或编纂教材①,也就在一定程度上扼制了该国该领域体系化、制度化形态的呈现。

医学社会学在以上这几个欧美国家的出现和发展情况表明,该领域是朝着体系化、制度化的方向发展的,对于亚洲和非洲的同类学科及分学科形

---

① 威廉·考克汉姆.医学社会学[M].高永平,杨渤彦,译.北京:中国人民大学出版社,2012:89-92.

成来说,对此有了更多的了解,也可吸取更多的教训。

二、健康社会学专业研究协会的建立

在诸多社会学协会中,医学和公共卫生类是最早形成的重点群体。这些组织往往比其他特殊利益集团大得多,并在各协会中长期存在。这类群体的前身是1930年出现在美国社会学协会(ASA,1905年成立)内部的一个非正式的"分会"。该分会的定义和运作规则在组织上和法律上经历了各种变化,直到1955年正式成为一个组织机构后,才于1962年得以重新制定。[①]国际社会学协会(ISA)于1963年主办形成了一个健康与医学委员会(CHM),它拥有被命名为"研究委员会"的专门部门。不久,澳大利亚社会学协会于1967年正式确立了一个医学社会学部门;1969年英国社会学协会有了自己的医学社会学分会;1972年德国社会学协会(Deutsche Gesellschaft für Soziologie)也成立了医学社会学学会;1974年,日本保健医疗社会学研究会(日本保健医療社会学会)成立;1983年,欧洲健康与医学社会学协会成立。这些组织无论表现为研究小组、部门还是研究委员会,其功能都是为成员提供研究或教学网络平台、合作和出版机会,并协助其建立和维护作为成员的专业身份。

三、健康社会学研究学术成果的涌现

社会学协会经常赞助数种学术期刊,为这一类型的学术研究提升了可信度,增强了合法性。《健康与社会行为杂志》(*Journal of Health and Social Behavior*)于1960年首次在美国出版,由雅克(E. Gartly Jaco)作为编辑和出版人创办,是一份私人杂志。英国社会学协会和澳大利亚社会学协会的成员也出版了他们自己的健康社会学期刊。在英国,《健康与疾病社会学》(*the Sociology of Health and Illness*)创刊于1979年,在澳大利亚,《健康社会科学年度评论》(即现在的《健康社会学评论》,*Health Social Review*)于1991

---

① 1955年,美国社会学会协会内部成立了一个非正式的医学社会学委员会,1959年,美国社会学协会医学社会学分会(the Section on Medical Sociology)正式成立。1965年,美国社会学协会接管《健康和人类行为杂志》(*Journal of Health and Human Behavior*),该杂志成为医学社会学的官方杂志。自此,医学社会学逐渐发展为社会学的一个正式分支。

年开始出版。《社会理论与健康》(*Social Theory & Health*)杂志于 2003 年创刊,隶属于欧洲健康与医学社会学协会。几十年来,对健康、医学和卫生保健感兴趣的社会学家们自由地借鉴了现代社会和社会变革的主流理论,在医学社会学的方向上不断开创新的领域,逐渐获取研究成果。

　　该领域的研究成果是在二战以后广泛涌现的,1951 年,塔尔科特·帕森斯通过《社会制度》(*The Social System*)对健康和医学进行了结构功能主义的分析。当时,他的观点占据了主导地位,人们对他的书的期待如此迫切,以至于社会制度成了社会学家公开邀请研究者关注健康问题的领域。帕森斯曾是一名精神分析学家,他对美国和其他地方的专业人士所扮演的角色很感兴趣,并选择邀请医生参与他的分析。他对弗洛伊德(Sigmund Freud)、涂尔干(Amie Durkheim)和韦伯作品的运用,是吸引其他人追随他脚步的重要原因。结构功能主义强调个人外部的宏观社会过程、结构、规范和价值,有助于将个人融入更广泛的社会并塑造其行为。社会秩序胜过自由意志的行使。这与涂尔干于 1951 年提出的关于自杀是一种社会现象而非个人现象的理论是一致的——涂尔干认为,自杀这种独特的行为是由一个人与社会的联系决定的。通过三种主要的自杀类型可以明显看出这一点:(1)利己主义(源于社会分离),(2)社会反常(源于不正常状态),(3)利他主义(源于自杀的规范要求)。他认为,是更广泛的社会因素创造了条件,迫使人们对显然不是他们所选择的情况作出反应。因此,像经济衰退这样的宏观社会事件能够、也确实影响个人的健康和决策。

　　涂尔干 1964 年的文献记载了从机械团结到有机团结的转变,这对医学研究也产生了明显的影响。在具有历史意义的新型劳动分工中,各行各业开始发挥独特的社会作用,以维持道德和社会秩序。对结构功能主义强调均衡和共识的最有力的反击来自符号互动主义和冲突理论,这两种理论在美国都已经成熟。符号互动论者批评在大型社会系统中,个人被塑造成被动的角色参与者。米德(G. H. Mead)于 1934 年、布鲁默(J. G. Blumer)于 1969 年先后通过研究成果提出,社会现实是在微观层面上构建的,个体之间基于共同的象征意义进行互动。换句话说,社会现实是由能够做出选择的相互作用的主体产生的,而不是通过宏观系统和结构将其导向"没有选择的路径"。

符号互动主义研究的焦点一般是定性的,尤其涉及参与者的观察。在这一领域对医学社会学的主要贡献者有安索·斯特劳斯(Anselm Strauss)和欧文·戈夫曼(Erving Goffman)。此外,还有霍华德·贝克(Howard Becker)和他的同事,主要体现于其1961年的经典研究《穿白衣服的男孩》(Boys in White)中提出的观点。斯特劳斯和格拉泽(Glaser)在1965年对死亡和临终的研究中对医院作为一个"协商的秩序"和病人护理的创新的论述,以及他们对扎根理论的阐述,都经受住了时间的考验。

不同社会、不同时期及不同社会类型中的健康和疾病模式,存在明显差异。工业化社会的历史上,长期存在死亡率下降的趋势。医疗保健系统的全球变化模式,使阐释健康和疾病的社会学研究变得比以往任何时候都更加迫切。经济发展、技术进步以及健康保险的普及,通过影响个人负担医疗服务费用的能力,来影响并改变人们的健康水平和对疾病的抵御能力。社会生活的快速变化导致健康和疾病问题在定义上也呈现出明显的动态变化。推进信息至关重要,因为随着社会模式的发展变化,对健康和疾病社会学的研究需要不断地更新。

第二节　关于群体健康的研究

从中文文献的梳理结果来看,老年人、青少年及流动人口是学术界对健康问题关注的重点人群,对于老年人的健康研究尤其多,这与我国人口转型面临的老龄化趋势息息相关。对于这三类重点人群的健康研究,又各有不同的研究重点。

与老年人的健康研究呈现出的整体性不同,对青少年的健康研究侧重于对青少年健康行为及其影响因素的研究,另外这一研究也格外关注青少年的心理健康。对流动人口的健康研究,也有明确的侧重点:1.流动人口生殖健康研究及政策,重点在于女性流动人口在生殖保健方面存在的问题以及政策建议;2.人口流动对健康的影响机制,可以将人口流动视为健康水平的影响因素之一。

除了对以上三类重点人群的健康问题的研究,还有部分研究者关注健康问题的其他方面,比较突出的概念有人口健康、健康不平等或健康公平、健康贫困等。本章将按此顺序,对目前中文文献中的健康研究进行综述。

一、老年群体健康研究

对老年人的健康研究可以总结为:(1)政策研究,主要关注人口老龄化带来的健康政策的变化,以及国家和政府为应对老龄化可能需要采取的措施;(2)评价指标研究,重点在于对于老年人健康水平的评价方式的研究;(3)老年人健康及其影响因素研究,这是对老年群体健康研究的热点,涉及的面非常广,从比较抽象的社会经济地位、社会支持对老年人健康状况的影响,到非常具体的退休、子女外出务工、教育等因素对老年人健康状况的影响,不论是理论研究还是实证研究都非常深入、复杂;(4)健康作为中介变量对老年人生活质量、生活幸福感的影响。

(一)政策研究

对老年人口健康相关政策的研究,与中国的人口老龄化趋势有着密不可分的关系。人口老龄化给老年人带来的问题集中在两个方面:一是老年经济问题,二是老年健康问题。同时,中国人口老龄化还存在三个突出特点:(1)人口老龄化在短时间内形成加速发展的势头,而这种快速人口老龄化的过程又是在较低经济发展水平下发生的,故对社会经济的影响将是世界上最严重的;(2)从历时性角度看,中国人口老龄化的发展过程是不平衡的,老年人口的巨量增加带有突发性[①];(3)从共时性的角度看,我国人口老龄化在地区间的发展极不平衡。从人口老龄化对老年人健康状况的影响上看,老年人口的患病率较高,人口老龄化导致的人口高龄化也将带动老年人整体健康水平下降。基于以上分析,邬沧萍从社会学角度对"健康老龄化"战略进行了分析,认为"健康老龄化"具有权威性、合理性,并提出了实施健康老龄化的政策建议。

继"健康老龄化"的提出之后,为了解决人口老龄化所带来的问题,人口学界又提出了"积极老龄化"的概念,即老年群体和老年人自身在整个生命周期中,不仅在机体、社会、心理方面保持良好的状态,而且要积极地面对晚年生活,作为家庭和社会的重要资源,可以继续为社会作出有益的贡献。由

---

① 邬沧萍,姜向群."健康老龄化"战略刍议[J].中国社会科学,1996(5):52-64.

此可见,积极老龄化改变了人们的一些传统观点,比如,尽管老年人曾为社会进步做出了巨大的贡献,但进入老年后,他们就成为社会的负担。"积极老龄化"概念强调,老年人是被忽视的宝贵的社会资源,他们健康地参与社会、经济、文化与公共事务,仍将是社会财富的创造者和社会发展的积极贡献者①。

（二）评价指标研究

对于老年人口健康的政策研究以理论探讨为主,很难施以实际操作和检验。而要对老年人口健康进行研究,首先遇到的问题就是如何测量老年人健康状况的问题,这就涉及评价指标的设计与研究。

陈小月在"健康老龄化"的政策背景下,尝试建立一套由老年人自身健康指标、老年人家庭和物质生活指标、老年人所在社区指标和"老龄化"社会指标四个层次构成的"健康老龄化"社会评价指标体系,但其指标体系属于指向宏观层次的指标设计,对测量老年人健康水平的问题并没有深入讨论。②

在这之后,郑晓瑛对老年人口的健康测量进行了更深入的讨论,她认为老年人口的健康状况不是几个指标就可以标识清楚的,而是一种相对综合的状态。同时,她提出中国老年人口健康评价应包括的四个内容:（1）人口预期寿命与健康预期寿命,（2）生理与心理健康指标并重,（3）日常生活功能的评价,（4）社会完好性的评价。③

赵细康采用主观评价方法,对广东不同群体老年人健康状况的主客观评价进行了对比分析,目的在于探寻不同群体老年人对健康状况的主观评价是否存在差异,以及差异产生的原因。结果显示:老年人对自身健康状况的评价与其客观的健康状况之间有着密切的联系;老年人健康状况评价的主客观指标并非完全一致;不同性别、年龄、职业、收入和医疗状况的老年人

① 宋全成,崔瑞宁.人口高速老龄化的理论应对:从健康老龄化到积极老龄化[J].山东社会科学,2013(4):36－41.

② 陈小月."健康老龄化"社会评价指标的探索[J].中国人口科学,1998(3):51－56.

③ 郑晓瑛.中国老年人口健康评价指标研究[J].北京大学学报(哲学社会科学版),2000(4):144－151.

对其健康状况的主观评价存在较大差异①。

顾大男与曾毅针对交叉列表和量表方法测量老年人健康水平存在的缺陷,提出采用隶属等级的方法对老年人健康水平进行测量。他们认为,健康隶属等级以隶属概率形式将每一个人的健康状态定义为连续型,一个人可以同时隶属不同的纯类②。这种方法更科学、合理,同时,健康隶属等级可以对所有反映健康维度的变量进行分析。

曾毅等人运用一种新的估算方法估算了纠正偏差后的中国高龄老人日常生活自理能力完好和失能期望寿命(可称为健康与非健康期望寿命),首次对发展中国家高龄老人分年龄、性别与分生活自理能力的死亡率和健康的多状态转移概率进行了分析。结果表明,健康与非健康期望寿命和起点年龄的生活自理能力状态有很大关系。他们将临终前生活自理能力和卧床不起的天数数据相结合,还分析了高龄老人临终前痛苦程度在性别和年龄上的差异,并根据中国高龄老人的研究结果讨论,评估了在人口老化进程中老年残障期扩张、相对减缩与保持均衡的三种理论假说③。

(三)老年人健康及其影响因素研究

针对老年人健康的影响因素研究非常多,研究也非常深入。比较早的有李建新和张风雨对城市老年人心理健康的研究,他们采用主观生活幸福度和心理抑郁状况来测量老年人的心理健康状况,从个体人口学基本特征、个体健康、家庭户类型与经济状况四个不同方面来分析影响老年人心理健康的因素,其分析数据依据是1992年的中国老年人供养体系调查结果。基本结论有:(1)婚姻状况对老年人的日常生活尤为重要,有配偶的家庭结构对老年人的身心健康有着积极的影响;(2)文化水平差异对孤独感的影响不明显,但对老年人的生活幸福度有影响;(3)有子女的老年人有孤独感的可能性较无子女的老年人要小,且子女越多老年人没有孤独感的可能性就越大,子女数与老年人幸福度有类似的关系;(4)从居住方式上看,以二代、三

① 赵细康.老年人健康状况主观评价分析[J]人口研究,2000(2):63-66.

② 顾大男,曾毅.中国高龄老人健康隶属等级分析[J].中国人口科学,2001(增1):8-14.

③ 曾毅,顾大男,凯·兰德.健康期望寿命估算方法的拓展及其在中国高龄老人研究中的应用[J].中国人口科学,2007(6):2-13.

代同住方式居住的老人较老两口独居更不易产生孤独感;(5)老年人的经济状况直接影响其日常生活,与其身心活动及健康密切相关;(6)身体健康状况的好坏直接影响着精神情绪和心理状态①。

同样基于1992年中国老年供养体系调查的数据,于学军对中国老年人口总体的健康状况进行了分析,发现:无论在城市还是在农村,老年男性比老年女性的健康状况好;农村老年人比城市老年人的健康状况好;年龄与老年人口的自理能力分值为负相关关系;老年人未患慢性病的概率与年龄之间呈"U"型关系;受教育程度对老年人的健康状况有很大的影响,对城市老年人口患慢性病的概率和数量的影响相对更大;少数民族老年人口与汉族老年人口在健康状况上没有明显的差异;无论在城市还是在农村,子女数量多的老年妇女患慢性病的概率都相对较高②。这里需要注意的是,李建新等人和于学军的部分研究结论在逻辑上可能存在冲突,包括受教育程度及子女数量对老年人健康状况的影响。

自1992年中国老年供养体系调查之后,全国范围内影响较大的老年人口调查是1998年健康长寿调查。曾毅等人对这次调查做了介绍,并基于数据对中国高龄老年人口的健康状况进行了分析。分析结果表明,中国高龄老人生活自理能力状况的性别与城乡差异显著,农村高龄老人的健康状况(自理能力)优于城市高龄老人,男性高龄老人的健康状况(自理能力)优于女性,③这一结果支持了于学军的部分研究结论。顾大男等人的一篇文章中采用隶属等级分析方法,得出了与曾毅的分析一致的结论,即认为男性高龄老人的健康隶属度高于女性。同时,他们进一步分析并发现:城乡高龄老人健康隶属度之间的差异与年龄和性别相关;从健康隶属差异大小来看,高龄老人的健康隶属等级年龄异质性大于性别异质性,性别异质性大于城乡异质性。基于以上分析,顾大男等人指出,在研究不同因素对高龄老人健康隶属等级的影响,或研究不同因素与健康隶属等级的关系时,必须将年龄、性

---

① 李建新,张风雨.城市老年人心理健康及其相关因素研究[J].中国人口科学,1997(3):29-35.

② 于学军.中国老年人口健康研究[J].中国人口科学,1999(4):1-11.

③ 曾毅,萧振禹,张纯元,柳玉芝,战捷,金沃泊.中国1998年健康长寿调查及高龄老人生活自理期望寿命[J].中国人口科学,2001(3):9-16.

别、城乡三个变量控制住。否则,得到的分析结果会由于受到年龄性别城乡变量的影响而发生偏差①。蔡文媚等人基于 1998 年的数据,探讨高龄老人的年龄、性别、经济地位和生活方式四个方面与高龄老人的健康状况的关系,与于学军、曾毅、顾大男等人的结论相似。②

　　基于早期对于老年人健康及其影响因素的研究,学界对老年人健康影响的研究进一步深入。我们接下来对此类研究进行梳理。

　　1. 城乡状况与老年人健康

　　总体来看,城乡状况之所以影响老年人健康,与中国社会的城乡二元结构有关。徐勤等从客观健康及主观健康两个方面对城乡高龄老人的健康状况进行了对比,发现:(1)城镇高龄老人自理能力不及农村;(2)城镇高龄老人与农村高龄老人认知能力差异不明显;(3)城镇高龄老人慢性病患病比例高于农村高龄老人,城乡患病构成特点不同;(4)城乡高龄老人健康自评上的差异主要体现在女性群体(除女性 90～99 岁组外)中,城镇女性好于农村女性,在男性高龄老人中则不存在城乡差异;(5)在高龄老人死亡率方面,城镇低于农村,且城镇高龄老人死因具有发达国家特征,农村高龄老人的死因仍停留在发展中国家的模式上。从平均预期寿命和平均健康预期寿命上看,城镇高龄老人比农村高龄老人平均寿命更长,城镇高龄老人完全自理及无慢性病的平均预期寿命低于农村,但认知健全预期寿命高于农村③。

　　陈友华等人基于 2005 年中国 1% 人口抽样调查数据,对中国老年人口的健康状况进行了分析,发现老年人口的身体健康状况之间存在着明显的城乡差异,老年人口的身体健康状况按照城市、镇、乡村的顺序而逐渐恶化,突出地表现在以下两个方面:老年人中身体健康者所占比例是城市高于镇,镇高于乡村;不能正常工作或生活不能自理的老年人口所占的比例是城市

　　① 顾大男,曾毅. 中国高龄老人健康隶属等级分析[J]. 中国人口科学,2001(增 1):8－14.

　　② 蔡文媚,柳玉枝. 高龄老人健康长寿问题的社会人口学研究[J]. 中国人口科学,2001(1):61－65.

　　③ 徐勤,顾大男. 中国城乡高龄老人健康及死亡状况特征的比较研究[J]. 中国人口科学,2001 年(增 1):17－21.

最低、镇居中、乡村最高①。杜鹏利用2010年第六次人口普查中的自评健康数据对中国老年人口健康状况进行的分析中发现,城镇老年人健康状况好于农村老年人,农村老年人生活自理能力最弱,②这支持了陈友华的研究结论。

这里需要注意的是高龄老人(80岁以上)健康状况与老年人口(60岁或65岁以上)健康状况的城乡差别。从徐勤、陈友华、杜鹏的研究可以发现,老年人口总体健康状况的城乡差别完全不同于高龄老人。曾宪新的研究发现了这一问题——低龄阶段老年人的躯体健康不存在显著的城乡差异,但在高龄阶段老年人的躯体健康状况方面,农村明显好于城市。③曾毅对这一问题给出了四种解释:其一,农村高龄老人在步入80岁高龄以前经历的生活比城镇高龄老人艰难得多,医疗条件更差,死亡率也更高。身体素质差的老人大多数在80岁以前已经死亡,能活到80岁及以上高龄的老人大多为强壮之人。城镇较好的生活和医疗保健条件,使得更多原本身体素质较差的人也能活到80岁及以上。平均来看,城镇高龄老人中生活能完全自理的占比比农村低。其二,农村用于帮助高龄老人的服务设施(如轮椅、坐式马桶、室内厕所、自来水、特殊护理设施及服务等)比城市匮乏得多,这迫使农村高龄老人尽量在没有设施帮助的情况下自己照料自己,频繁活动锻炼反倒使他们的生活自理能力相对强一些。其三,中国城镇高龄老人大多居住在没有电梯的楼房之中,高龄老人到室外活动的频率和可能性受到限制。农村老人大都住平房,劳作一生使他们亦习惯于室外活动,在房前屋后甚至菜园、田野中从事轻微劳动。这些活动有利于高龄老人保持较强的生活自理能力。其四,农村的自然环境与空气新鲜程度一般较城镇好,这也有可能有利于农村高龄老人保持较强的生活自理能力④。曾宪新对这一问题的解释与曾毅所提出的第一点类似。

---

① 陈友华,徐愫. 中国老年人口的健康状况、福利需求与前景[J]. 人口学刊,2011(2):34－39.

② 杜鹏. 中国老年人口健康状况分析[J]. 人口与经济,2013(6):3－9.

③ 曾宪新. 我国老年人口健康状况的综合分析[J]. 人口与经济,2010(5):80－85.

④ 曾毅,萧振禹,张纯元,柳玉芝,战捷,金沃泊. 中国1998年健康长寿调查及高龄老人生活自理期望寿命[J]. 中国人口科学,2001(3):9－16.

但需要认识到的是,城乡老年人的健康水平之所以呈现明显的差异,主要原因在于城乡在健康服务条件、社会经济发展水平等健康影响因素方面表现出的差异,城乡这一变量必须通过其他变量才能对老年人健康产生影响。

2. 社会经济地位与老年人健康

关于社会经济地位的测量在学界尚未形成一致的处理意见,但从经验研究角度讲,大部分研究以收入、教育和职业三个维度(指标)来测量一个人的社会经济地位。贺寨平对社会经济地位对农村老年人的身心状况的影响进行了研究,发现就老年人的社会经济地位来看,老年人的家庭收入对其生活满意度和身体状况有正面影响,职业地位对其身体健康状况也有正面影响,但受教育程度受限于其调查的样本代表性问题,并未发现对老年人生活满意度和身体状况的显著影响。① 黄洁萍等人基于中国健康和营养调查的数据,发现社会经济地位不但直接影响健康状况,也通过生活方式间接影响健康;社会经济地位通过吸烟、饮酒和体育锻炼对自评健康的影响大于对健康体态的影响;教育与职业是影响生活方式和健康状况最重要的因素,而家庭收入对两者的影响较小②,需要注意的是,黄洁萍的分析样本是 18 ~ 60 岁、不包括在校学生与退休人口的城镇劳动力,因此其研究结果虽对社会经济地位与老年人健康的关系有参考价值,但不具有推论意义。徐雷人等对中国综合社会调查的数据分析也证明,较高的社会经济地位对老年人健康有明显的提升作用。③ 薛新东等基于 2011 年 CLHLS 数据的研究发现,社会经济地位不仅对我国老年人自评健康和心理健康产生直接影响,并且通过中介变量对老年人自评健康和心理健康产生间接影响④。总的来看,社会经济地位对于老年人健康具有正向的影响,这在学界是被普遍接受的,但学界

---

① 贺寨平. 社会经济地位、社会支持网与农村老年人身心状况[J]. 中国社会科学,2002(3):135 - 148,207.

② 黄洁萍,尹秋菊. 社会经济地位对人口健康的影响:以生活方式为中介机制[J]. 人口与经济,2013(3):26 - 34.

③ 徐雷,余龙. 社会经济地位与老年健康:基于(CGSS)2013 数据的实证分析[J]. 统计与信息论坛,2016(3):52 - 59.

④ 薛新东,葛凯啸. 社会经济地位对我国老年人健康状况的影响:基于中国老年健康影响因素调查的实证分析[J]. 人口与发展,2017(2):61 - 69.

对其影响路径及影响阶段问题存在争议。

首先从影响路径看,周靖等人通过总结认为,社会经济地位影响人口健康的路径有几种理论:(1)健康选择论认为并非差的社会经济地位导致健康不良,而是健康不良导致了低的社会经济地位。(2)唯物主义的解释关注物质资源和社会结构对健康的影响,认为对物质资源(诸如住房状况、营养满足程度)具有差异的可获得性会带来健康的不平等。(3)文化或行为解释把健康的社会经济梯度看成是社会不同阶层在个人行为方面存在差异的结果,比如过度消费有害健康的商品(酒精、烟草或者化工产品),或者缺乏锻炼,预防性保健服务(疫苗、避孕)也未普及。需要说明的是,文化或行为在一定程度上是受社会经济地位影响的,因此,这两点可以被认为是社会经济地位决定健康的基本观点。(4)强调心理社会学因素作为中间指标在联系两者关系时所起到的关键作用。(5)新唯物主义的观点是唯物主义观点的演化性解释,其将社会经济地位与健康之间的关系看成社会建构和组织及政府对经济资源、人力资本投入程度的结果。(6)还有一些解释从整个生命历程角度或者说以历史的观点来看待阶层的健康不平等,认为健康是生命历程中各种因素共同作用的结果[①]。

其次从影响阶段看,社会经济地位对健康的影响随年龄变化趋势的研究有两种主要观点:"收敛效应"和"发散效应"。(1)"收敛效应"认为,在青壮年时期不同社会经济地位类型群体的健康差异较小;在中年人群体和低龄老年人群体中,不同地位的人健康分化较大;在高龄老年期,健康分化则会变小甚至消失。这种观点认为在青壮年和高龄老年人群体中,生物和生理性因素在人的健康水平中发挥了主要的作用,在这两个群体中,人们的身体机能分别处于旺盛和迅速衰退的时期,这时候社会经济地位及其带来的健康行为和健康资源对个人身体的形塑能力较差。除生理性因素占主导地位之外,存活的选择性问题也对收敛效应起到一定作用,身体状况较差的人活到高龄的概率较小,因而不同社会经济地位的高龄组老年人都属于经历了存活选择的身体状况较好的老人。(2)健康差异随年龄的变化而具有"发

---

① 周靖,段丁强.社会经济地位与居民健康:解释框架及启示[J].湖北社会科学,2013(12):40-43.

散效应"的理论,源自对累积优势和累积劣势的探讨。在经济学中,存在着累积劣势的"马太效应",有研究认为收入不平等在老年组最严重,老年组的基尼系数(Gini Coefficient)高于其他年龄组。累积优势理论认为,生命历程中的经历累积会对其以后的生命形态产生影响。在这方面,有不少研究指出,人们在不同的年龄阶段经历的生活环境和事件都将对人的老化过程起作用,而早年的社会经济地位会对个人健康产生持久的影响。也有研究从健康随年龄增长衰退的速度上印证发散效应,发现相较于低地位者,高社会经济地位者的健康水平随年龄增高,其健康的累积优势扩大,因此,在老年阶段会产生健康差异发散的效应。这方面的研究采用 2012 年 CFPS 数据,利用多维健康指标,分析了在当时中国社会中社会经济地位对人们健康的影响,以及这种影响随年龄变化而变化的作用模式。研究结果显示,这种随年龄增长的影响作用模式既存在"发散效应",也存在"收敛效应",同时还存在不同地位群体间的健康差异不随年龄变化而变化的"平行效应"。研究结果表明,社会经济地位对人们健康的影响具有持久性,贯穿于各个年龄阶段,并在某些健康指标上具有累积性[①]。因此,调整社会政策,注重社会公平,缩小社会地位差距对于提高人口整体健康水平具有重要的意义。

可以看出,社会经济地位对老年人健康状况有影响是为学界所接受的共识,但关于社会经济地位是通过怎样的路径对老年人健康产生影响的,以及社会经济地位对不同年龄段老人的健康影响效应是否相似,则尚存争议。

3. 性别与老年人健康

总体上来看,老人当中女性的预期寿命要高于男性,但是男性的预期健康寿命高于女性。较多的研究证实了这一结论。

李建新等人通过对城市老年人心理健康的研究发现,相对于男性来说,在其他变量一致的情况下,女性老年人无孤独感的可能性要大,但由于老年人婚姻状况在男女性别上存在的巨大差异,使得女性老年人有孤独感的比例高于男性。[②] 于学军的研究证明,无论是在城市还是农村的老年人口中,

---

① 李建新,夏翠翠. 社会经济地位对健康的影响:"收敛"还是"发散":基于 CFPS2012 年调查数据[J]. 人口与经济,2014(5):42－50.

② 李建新,张风雨. 城市老年人心理健康及其相关因素研究[J]. 中国人口科学,1997(3):29－35.

男性比女性的健康状况相对要好,老年男性没有患慢性病的比例比女性高,而且两性之间的差距随年龄的增长而扩大。① 赵细康在对老年人健康状况的主观评价研究中发现,在老年人群体中,女性对自身健康状况的评价要低于男性,差异显著②。客观上,老年人慢性病发生情况也存在性别差异。这里需要注意的是,通过赵细康的研究可以发现,如果仅仅采用健康自评量表测量老年人的健康水平,女性的健康水平会存在系统偏差。顾大男等人采用健康隶属等级方法进行研究并证实,高龄男性的健康隶属度高于女性,女性隶属健康的概率随年龄增加而下降的幅度比男性大,同时,女性隶属极度虚弱纯类的概率随龄增加而上升的幅度比男性大,说明男性寿命相对短但健康可能性大、健康期相对长。各年龄的健康预期寿命比例最高的是城镇高龄男性,最低的是农村高龄女性③。

姜秀花从社会性别角度分析健康公平性,认为由于妇女拥有的社会经济资源有限,她们在获得医疗保险、医疗保健及预防性健康服务等方面与男性相比均处于劣势地位。健康公平性的性别特征体现在整个生命周期的方方面面,出生性别比及女婴和女童死亡水平的持续偏高、男女获得营养和保健服务的差异、在计划生育责任承担方面的性别差异、在患有疾病包括性病尤其是艾滋病方面的性别差异、在健康自我评价和心理健康方面的差异等等,都能从不同侧面反映出健康水平和卫生保健在性别间的不公平性④。

同时,某些因素对健康的影响还存在性别差异。宋璐等人的研究指出,代际交换对老年人健康的影响存在性别差异——农村老人中,男性对子女的经济支持和情感交流有利于其健康状况,但子女对其生活照料的增加反而对其健康状况不利;女性对子女生活照料的增加和情感交流对其健康状况有利,子女对其付出的经济支持则对其健康状况不利。中国农村老年人与子女之间的代际支持体现了一种基于需要的交换模式,子女对老人过多的支持和帮助不仅没有改善老人的主观健康状况,反而给老人造成心理上的负担,对其健康产生不利的影响。而老年人对子女的支持和帮助通常在

---

① 于学军. 中国老年人口健康研究[J]. 中国人口科学,1999(4):1-11.
② 赵细康. 老年人健康状况主观评价分析[J]. 人口研究,2000(2):63-66.
③ 顾大男,曾毅. 中国高龄老人健康预期寿命研究[J]. 人口与经济,2002(2):9-15.
④ 姜秀花. 社会性别视野中的健康公平性分析[J]. 妇女研究论丛,2006(4):27-35.

其能力范围之内,对子女经济支持和生活照料的增加不仅没有对老人产生不利影响,反而加强了老人与子女间的互惠关系,使有经济能力或有余力向子女提供支持的老人得到子女的回馈,子女的回馈补偿及心理上的满足促进了老年人的主观健康状况①。

4. 其他因素与老年人健康

(1)社会支持。舒玢玢等人基于中国家庭动态追踪调查项目数据发现,成年子女外出务工会对农村老年人健康产生不利的影响。长期两地分离导致家庭照顾支持和情感支持减少,是老年人健康状况变差的主要原因②。成年子女外出务工所获得的更多的家庭经济支持对老年人健康的影响并不显著,这可能与农村的生活方式和消费观念有关。温兴祥等人的研究同样聚焦于子女外出对农村留守父母健康的影响,发现子女外出显著降低了父母的主观健康和客观健康水平。具体为,子女外出显著降低了父母的自评健康水平,使其认知状况恶化、抑郁程度增加;子女外出增加了老人患关节炎、胃病和肺病这些反映客观健康状况的慢性疾病的概率,对胃病的影响尤其显著;子女外出虽然提高了代际经济支持的能力,但父母隔代照料负担的增加则可能是负向影响父母健康的原因。隔代支持行为在有子女外出的家庭明显高于无子女外出的家庭,具体表现为对于有子女外出的家庭,子女对父母进行转移支付的概率和数量双双增加、父母照看孙辈的可能性也相应增加。子女外出改变了家庭的照料结构,父母隔代照料的增加可能是子女外出负向影响其健康状况的原因之一③。

这里可以引申的是社会支持与社会网络对老年人健康的影响。成年子女外出务工从理论上是减少了对老年人的社会支持。贺寨平的研究指出,社会支持的程度对老年人的身心状况有影响,家庭关系对老年人的身心健康具有重要的意义,且社会支持的质量中,网络资本的影响要大于关系强

① 宋璐,李树茁.代际交换对中国农村老年人健康状况的影响:基于性别差异的纵向研究[J].妇女研究论丛,2006(4):14.

② 舒玢玢,同钰莹.成年子女外出务工对农村老年人健康的影响:再论"父母在,不远游"[J].人口研究,2017(2):42-56.

③ 温兴祥,肖书康,温雪.子女外出对农村留守父母健康的影响[J].人口与经济,2016(5):64-73.

度,说明社会支持的质量理应包括网络资本的因素,只包括对网络关系的主观评价是不够的。在所有因素中,失去支持网中的成员对老年人身心状况带来的负面影响最大①。陶裕春等人在社会支持对老年人身心健康的影响因素研究中指出,非正式社会支持中的子女代际支持对老年人身心健康影响显著,子女提供的经济支持能有效地改善农村老年人的生活状态,且传递子女对老年人的关爱和孝敬,符合"养儿防老"的传统养老文化,老年人的社会交换感和家长角色感得到维护,从而提升了老年人身心健康水平。农村老年人获取情感慰藉的渠道单一,子女提供的情感支持能够满足他们情感上的缺失性需求,良好的情感支持还能使老年人感知潜在的实际支持,增强其安全感和对未来的信心,提升其角色掌控感,从而对其身心健康产生积极的影响。融洽的代际关系是子女对父母地位和付出的认可,农村老年人得到了安慰并实现了自我价值,体现了子女代际支持对农村老年人身心健康起着"主效应模型"的增益作用。社会支持中的新型农村养老保险和农村医疗保险对农村老年人的心理健康有积极影响,但是对老年人生理健康的帮助不大,这表明养老保险和医疗保险只是作为缓冲器作用于参与人的认知系统,老年人通过感知自我的应付能力,减少了对压力事件后果的严重性评判,提高了老年人的心理健康水平,具有"缓冲器模型"的效应②。

瞿小敏的研究指出,生活照料支持、陪伴关爱支持、扩展鼓舞支持对老年人生活满意度具有直接增益作用。并且通过对比相关系数发现,三类支持中,陪伴关爱支持对生活满意度的积极作用更大。对老年人来说,情感性的支持或许发挥了比生活照料等实质性的支持更大的作用。且生活照料支持、陪伴关爱支持、扩展鼓舞支持对生活满意度具有间接增益作用。躯体健康在陪伴关爱支持对生活满意度影响过程中具有部分中介作用,而心理健康在生活照料、陪伴关爱、扩展鼓舞支持对生活满意度形成影响的过程中具有部分中介作用。并且相比于躯体健康,心理健康在这一影响过程中的中

① 贺寨平.社会经济地位、社会支持网与农村老年人身心状况[J].中国社会科学,2002(3):13-148,207.

② 陶裕春,申昱.社会支持对农村老年人身心健康的影响[J].人口与经济,2014(3):3-14.

介作用更大①。郑志丹等的研究指出,家庭代际经济支持与老年人的身体健康状况呈显著的负相关关系,而与老年人的生活满意度呈显著的正相关关系,这意味着父母的身体健康状况将显著影响家庭的代际经济支持水平,即身体欠佳或罹患疾病的老年人为了支付高额的医疗和生活费用,有动机向子女索要更高的经济供养,并且家庭代际经济支持能够在一定程度上为老年人带来精神上的愉悦,提升其幸福感;同时,子女的日常照料能够双双提升老年人的身体健康水平和生活满意度水平。进一步的分析发现,代际经济支持的作用在低龄和高龄老年人之间出现严重分化,鉴于高龄老年人更容易受到疾病的侵袭,子女经济支持的增加能够显著提升其健康水平,而低龄老年人所能获取的经济支持与其健康状况呈负相关②。

（2）退休。王存同等人的研究发现,退休是导致个体健康状况,包括身体健康状况和精神健康水平降低的重要因素之一。具体表现为:退休事件对个体的健康存在着显著的负面影响,即退休会在一定程度上导致健康水平的降低;退休事件对健康的影响存在着性别差异,相对于女性,退休对男性健康的负面影响更大③。董夏燕等基于中国健康与养老追踪调查的数据,进一步证实了王存同等人的研究结论,认为退休对自评健康、抑郁和认知均产生了负面影响,且对教育程度较低、45～54岁的人群尤其是女性的影响更为显著。此外,对影响路径的分析表明,退休会通过显著减少人们的社交活动和休息时间来危害健康④。

（3）婚姻状况。婚姻状况对老年人健康的影响也是一个研究热点,婚姻对老年人健康的影响路径有四种理论:一是婚姻保护作用假说。这一假说认为,婚姻为促进精神和躯体健康提供了各种有效资源,或者说婚姻可通过配偶的监督、社会支持来影响物质、心理和社会环境,从而传递了有益健康的信息、促进了健康的生活方式。二是婚姻资源模型,强调婚姻对死亡风险

---

① 瞿小敏.社会支持对老年人生活满意度的影响机制:基于躯体健康、心理健康的中介效应分析[J].人口学刊,2016(2):49–60.

② 郑志丹,郑研辉.社会支持对老年人身体健康和生活满意度的影响:基于代际经济支持内生性视角的再检验[J].人口与经济,2017(4):63–76.

③ 王存同,臧鹏运.退休影响健康吗?:一种社会学实证研究的视角[J].人口与发展,2016(1):11–18.

④ 董夏燕,臧文斌.退休对中老年人健康的影响研究[J].人口学刊,2017(1):76–88.

的保护作用,认为婚姻通过三个途径降低已婚人士的死亡率:①婚姻会鼓励健康的行为和生活方式,并阻止不健康甚至危险的行为,比如酗酒、醉酒驾驶、滥用药物等不利于健康的风险行为;②婚姻能提供社会支持,包括医疗资源和信息、人际交往等,进而提升生活条件并减少压力;③婚姻通过整合双方资源、完成专业分工从而实现效益的最大化。三是婚姻危机模型强调已婚者和单身者的死亡率差异,主要源于婚姻解体对健康带来的负面影响。危机模型认为,婚姻解体与心理健康、不健康行为以及个人金融危机都有密切联系,这些因素会导致死亡风险上升。总的来说,婚姻资源模型、婚姻危机模型这两个模型都强调婚姻本身带来的影响,前者强调婚姻的保护作用,后者强调婚姻解体带来的负面影响。四是婚姻选择模型认为通过外表可以明显判断健康状况不佳、社交能力差、患有慢性疾病、生活方式不健康的群体,这部分群体相对于健康和有优势的个人而言,在寻找配偶过程中更为困难;而在健康方面有优势的个人可能有更好的机会来维持婚姻,导致较低的婚姻解体率,即健康的人更有可能结婚①。陈璐的实证研究证实了婚姻对健康有保护作用的假说。总体来说,婚姻对健康的作用还存在争议,部分学者认为婚姻与健康的正向相关,但也有学者认为婚姻对健康不存在正向影响,甚至会影响老年人健康水平。

(四)健康作为中介变量或自变量

随着对健康研究的深入,研究者为了区别哲学意义上的"生命质量"和经济学意义上的"生活质量",提出了 Health Related Quality of Life(HRQOL)的概念,一般译为"生存质量"。方积乾等人介绍了这一概念的缘起与发展,并介绍了用于测定生存质量的国际性量表——世界卫生组织与健康有关生存质量测定量表(WHOQOL)及其后期发展。② 曾毅等人对老年人生活质量研究的国际动态进行了介绍(此处生活质量从概念上讲应该是方积乾等介绍的生存质量)③,并指出,健康长寿已经成为提高老年人生活质量的主要目标。可以这么认为,健康作为老年人生活质量的一个重要影响因素,受到学

---

① 陈璐. 婚姻状况对老年人健康的影响研究[D]. 杭州:浙江大学,2016.

② 陈和年,方积乾,胡孟璇. 生存质量研究[J]. 中华预防医学杂志,1993(3):178-180.

③ 曾毅,顾大男. 老年人生活质量研究的国际动态[J]. 中国人口科学,2002(5):59-69.

术界普遍关注。

　　与健康研究联系比较紧密的另一个概念是主观幸福感。亓寿伟等人的研究指出，健康对于老年人的主观幸福感有非常明显的正向作用。[①] 胡洪曙等人的研究表明，收入不平等对老年人主观幸福感具有直接影响，同时还通过健康间接地影响老年人的主观幸福感。赵娜等人认为，老年人的健康水平对其主观幸福感具有显著的预测作用，其孤独感在心理健康和主观幸福感之间起调节作用，具体来说，减少老年人的孤独感能够加强其心理健康和主观幸福感的正向关系。[②] 他们的另一项研究证实了老年人健康水平对主观幸福感的预测作用，同时发现了二者之间的另一个中介变量——死亡焦虑。许新鹏研究了健康因素对老年人生活满意度的影响（这里的生活满意度概念与幸福感类似），发现健康因素对生活满意度具有显著的影响，且心理健康因素作用大于身体健康因素。[③]

　　温煦等人通过研究发现，老年人躯体健康状况与老年虐待之间存在正相关关系，老年人躯体健康状况越差，遭受老年虐待的风险越高。[④]

二、青少年群体健康研究

（一）健康行为及其影响因素

　　张红川等对初中阶段青少年健康行为的因素结构特点分析表明，初中阶段青少年的健康危害行为间具有显著的正相关，而健康促进行为间的关系则较为复杂。验证性因素分析结果表明，初中阶段青少年健康行为的因素结构主要包含了两个因素，其中健康的生活习惯因素主要包括适度睡眠、合理饮食与口腔卫生三类健康促进行为；冒险生活方式因素则包括了冒险、越轨、吸烟、过量饮酒、冒险骑车五类健康危害行为以及体育锻炼、避免久坐

---

　　① 白志远，亓寿伟. 收入门槛、相对剥夺与老年人幸福感[J]. 财贸经济，2017（5）：20－33.

　　② 赵娜，周明洁，张建新. 孤独感在老年人心理健康与幸福感之间的调节作用[J]. 中国老年学杂志，2016（22）：5717－5719.

　　③ 许新鹏. 代际支持、身心健康与老年人生活满意度[J]. 社会工作与管理，2017（2）：17－25.

　　④ 温煦，张君榕，程文楚，胡玉坤，王振杰，郑晓瑛. 我国老年人躯体健康状况与老年虐待的关系研究[J]. 中华疾病控制杂志，2017（6）：546－549.

两类健康促进行为[①]。

郑思明通过质性研究方法建构出青少年健康上网行为这一概念,将青少年健康上网行为的结构分为"健康型""成长型""满足型"和"边缘型"四种,认为在有利于青少年健康上网行为的外部因素中,家长的作用最大,其次是同伴作用,再则分别是社会、教师和学校。所有影响因素的作用又可以分成三大类,分别是家长——社会的经验引导作用、教师——学校的教育指导作用、自己——同伴的心理参照作用。而且青少年通过互联网认识的那些具有经验、教育引导能力的他人,对其健康的上网行为也同样能发挥积极的作用。在有利于青少年健康上网行为的内部心理因素中,自制力最为重要,然后是态度变量,包括青少年对互联网的态度、对健康上网行为的态度及道德态度,再来是目标、愉快体验、乐观开朗的性格和自信心。各种有利因素对青少年健康上网行为的影响是有层次的,其中人格因素(自制力、自信心、乐群开朗)直接影响健康上网行为;动力认知因素(互联网态度、目标、兴趣等)通过影响人格因素继而影响健康上网行为;外部因素(家长、教师、社会等)通过影响动力认知因素进而影响健康上网行为[②]。

(二)青少年心理健康

对青少年心理健康的研究大多聚焦于青少年群体中的子群体,如黄代翠对未成年犯家庭成长背景及心理健康状况的研究,研究结果证实了家庭教育在预防未成年人犯罪方面的重要作用,不同案由的未成年犯在心理健康水平上存在显著差异;与父亲相比,母亲的教育程度和职业对孩子心理健康水平的影响更大;未成年犯心理健康状况整体良好,犯罪并非由心理疾病诱发。[③]

另一个受较多学者关注的子群体是农村留守儿童。李万兵以乐山市五通桥区为例,对农村留守儿童心理健康状况进行了调查,发现:(1)留守儿童的心理健康状况一般,有待进一步提高,其中40%的儿童心理健康水平差强

---

① 张红川,王耘,孙燕青,王昌海,董奇.初中阶段青少年健康行为的因素结构特点分析[J].心理发展与教育,2001(2):19-25.

② 郑思明.青少年健康上网行为的结构及其影响因素[D].北京:首都师范大学,2007.

③ 黄代翠,邹丹.未成年犯家庭成长背景及心理健康状况研究:基于87例未成年犯的分析[J].青年探索,2015(6):102-108.

人意；(2)初中生的心理健康水平低的人数显著多于小学生，并且在心理健康总分和各个因子上差异非常显著；(3)在心理健康状况总分以及各个因子上，并不存在性别差异；(4)不同监护人照顾的留守儿童在总分上差异不显著，但是在学习动机因子上存在显著差异①。梁瑞等对农村留守儿童心理健康状况的研究表明，农村留守儿童总的心理健康状况比非留守儿童差，留守儿童的心理健康诊断测验量表(MHT)总分、学习焦虑、对人焦虑、自责倾向、恐怖倾向、冲动倾向得分均明显高于非留守儿童；不同性别、父母是否在本地务工、不同年级、不同监护类型的留守儿童总体心理健康水平存在差异。②

流动儿童的心理健康也是学者们关注的重点之一。杨芷英等人通过对北京市流动儿童的调查研究发现，家庭因素与流动儿童心理健康具有相关性；流动儿童的家庭经济状况、与父母沟通状况、父母关系对其心理健康水平均具有显著的正向预测作用，而流动儿童父母的受教育程度不会对其心理健康水平产生显著影响。③何婷婷则基于社会资本视角，对留守儿童和流动儿童在身心健康上水平进行了比较研究，发现两者的身心健康存在显著性差异，且流动儿童群体的身心健康水平要高于留守儿童；社会资本对留守儿童和流动儿童身心健康影响的程度并无显著差别；影响留守儿童身心健康的主要因素是家庭社会资本、学校社会资本以及抗逆力，其中抗逆力发挥中介作用；影响流动儿童身心健康的主要因素是学校社会资本、朋辈社会资本以及抗逆力，其中抗逆力发挥中介作用④。

比较而言，对青少年人口的健康研究在数量和质量上均远远不及对老年人口的健康研究。问题主要在于：(1)没有科学、权威的全国性抽样调查，研究者使用的数据普遍存在代表性不足、抽样不够科学的问题；(2)对于青少年人口的健康研究更多地停留在表象性的描述上，而影响健康的要素、内

---

① 李万兵.农村留守儿童心理健康状况的调查与对策：以乐山市五通桥区为例[J].成都纺织高等专科学校学报，2009(1)：56.

② 梁瑞，徐凌忠.农村留守儿童心理健康状况调查[J].泰山医学院学报，2016(3)：55-59.

③ 杨芷英，郭鹏举.家庭因素对流动儿童心理健康状况的影响研究：基于对北京市流动儿童的调查[J].中国青年社会科学，2017(3)：54-60.

④ 何婷婷.留守儿童和流动儿童身心健康状况及其影响因素的比较研究[D].上海：华东理工大学，2017.

在机制等更深一层的问题则较少有人探究。其主要原因在于,相对于老年人口来说,青少年人口在身心健康上遇到的风险较低,属于郑晓瑛所述的医学非敏感人群,所以青少年人口的健康研究相对于老年人口的健康研究来说,社会价值、科研价值相对较低,研究质量和研究数量偏低也在情理之中。

三、流动人口健康问题研究

(一)流动人口生殖健康研究及政策

楼超华等利用小组专题讨论会和深入访谈资料,对外来青年女工的生殖健康状况和需求进行了分析。他们认为流动人口的生活和工作与家乡的同龄人及城市居民都不相同,这给外来青年女工的健康带来一系列问题。对年轻妇女而言,与性和生育相关的问题尤为突出。外来未婚女工发生婚前性行为的可能性较大,随意性性行为的比例较高,因此人工流产及性病的发生率较高。因为产前保健不足,外来青年女工生产时出现并发症的可能性较大①。谭琳等研究贸易自由化环境中女性的迁移流动及其对女性生殖健康的影响,认为贸易自由化引致包括女性劳动力在内的大规模乡城劳动力迁移,不可避免地影响流动人口中女性的生殖健康:一方面贸易自由化促进的劳动力迁移对女性劳动者的生殖健康产生一定的积极影响;另一方面户籍制度的限制、工作和生活环境的压力及生殖健康服务的缺乏也威胁流动女性的生殖健康。基于此,他们认为在贸易自由化的环境中改进流动人口计划生育管理和生殖健康服务,不但有利于流动人口中女性的健康和发展,也是经济社会可持续发展的要求。

刘鸿雁等对流动人口的生殖健康服务进行调查,发现了三个问题:(1)未婚人群采取避孕措施的比例低、有效性低、自我保护能力弱;(2)未婚人群避孕信息丰富,但获得相关服务少,避孕失败率高;(3)流动人口获得避孕节育方法的途径少,很难被纳入免费服务体系②。并提出了相应的政策建议。彭伟斌等人通过对杭州流动人口动态监测数据的分析发现,女性避孕需求是否得到满足与其受教育程度具有显著相关性,因此在为外来育龄妇女提

① 楼超华,赵双玲,高尔生. 城市外来青年女工的生殖健康状况与需求[J]. 人口研究,2001(3):61-64.

② 刘鸿雁,汝小美,丁峰. 流动人口的生殖健康服务[J]. 人口研究,2004(5):92-96.

供避孕服务时,应更有针对性和差异性。而女性流动人口生殖健康服务需求呈现的两大趋势性增长特征,客观上要求政府能为流动人口提供更有效率的生殖健康服务①。

（二）人口流动对健康的影响机制

齐亚强等人研究了我国人口流动中的健康选择机制,系统分析了不同流动特征的群体之间的健康差异,并对我国人口流动过程中是否存在"健康移民"和"三文鱼偏误"②的健康选择效应进行了实证检验,模型分析结果显示,自评和自报健康状况（除抑郁外）为"健康移民"假说和"三文鱼偏误"假说提供了实证支持,正在外出的乡城流动者的自评/自报健康不仅显著优于农村留守人员,而且显著优于农村外出返乡人员。③ 相比之下,其考察的客观健康体测指标则仅对"健康移民"假说提供了部分支持,而未对"三文鱼偏误"假说提供支持。尽管正在外出的乡城流动者比具有相似人口社会经济等特征的农村留守者检测出心率过高、肺活量偏低等问题的可能性更低,但二者的其他健康体测指标差异并不显著。同样,在控制个人的人口社会经济特征的情况下,乡城流动者与农村外出已返乡人员的各项健康体测结果均无显著差异。其研究结果表明,农村居民外出流动和返乡决策在很大程度上受个人健康状况的影响,尤其体现在个人对疾病或身体不适的感知方面。流动过程中的健康选择效应主要体现为生理机能方面的综合差异,包括自评一般健康状况、慢性病史、经常性身体不适等。

牛建林的研究在一定程度上支持了齐亚强等的研究,他认为:（1）城乡流动通过流出和返乡的选择机制,从农村地区不断选择健康的年轻劳动力流向城镇。与农村非流动居民相比,城乡流动者的健康状况明显更好;返乡

---

① 彭伟斌,陈晓慧.女性流动人口生殖健康服务需求研究:基于杭州市 2010 年流动人口动态监测调查[J].中国性科学,2013(3):84－90.

② 在迁出地居民中,具备必要健康条件的人往往更易于迁移,即迁移者的健康状况选择性地优于迁出地其他居民和一般人群,这被称为"健康移民"假说(Healthy Migrant Hypothesis);在人口迁移过程中,那些健康状况明显恶化的人往往无法长期滞留在迁入地,出于生活成本、社会保障需求等方面的考虑,这些人更可能返回迁出地,这被称为"三文鱼偏误"假说(Salmon Bias Hypothesis)。

③ 齐亚强,牛建林,威廉·梅森,唐纳德·特雷曼.我国人口流动中的健康选择机制研究[J].人口研究,2012(1):102－112.

者的健康状况明显更差,其平均健康状况不仅不如城乡流动者,也往往不如农村非流动居民。(2)城乡流动经历对流动者的健康状况具有明显的不利影响。在主要人口与社会经济特征相同的情况下,流动者因工作或劳动受伤的可能性明显高于农村非流动居民,返乡者曾因工作或劳动受伤的发生比更高,且远远高于城乡所有其他居民。返乡者自评一般健康状况较差和患妇科/男科疾病的可能性在城乡所有居民中也均为最高。产生于流动经历中的各种已观测和未观测到的因素对流动者健康状况的损耗作用,通过返乡这一选择性机制,逐步转移到农村地区①。

易龙飞基于2006—2011年中国健康和营养调查数据的分析,对流动人口的健康移民现象进行了再检验,验证了"健康移民现象"在当今中国社会的存在,即流动人口的健康状况普遍优于城市居民,尤其是在长期健康指标上更为明显。从更深的层次来看,流动人口的这种健康选择机制将深刻影响未来我国社会政策的设计。一方面,与跨国移民不同,我国国内的健康移民现象和目前城乡二元的社会结构密切相关。因为从流动人口的特征来看,他们大多从事对身体健康要求较高的劳动密集型行业,而较低的社会经济地位、较差的住房条件、较为匮乏的社会支持网络和亟待完善的社会保障机制等都导致他们在享有医疗资源的机会上小于城市居民。这种弱势地位要求流动人口在进行移民选择时必须测量自己的健康状况,只有自己在身体健康上的优势能够抵消在其工作机会、收入水平、住房条件与社会网络等方面的劣势时,他们才会做出迁入城市工作和生活的选择。另一方面,健康移民现象也日益影响着健康人口在城乡之间的分布,并折射出中国医疗卫生资源在城乡之间分配不均所产生的社会问题,从长远看势必致使农村人口在健康水平上陷入更加不利的境地。尽管近年来新型农村合作医疗保险体系日益健全,但是城乡居民之间获取优质医疗资源服务的机会和成本依然相差甚远,其不仅加剧了城镇(特别是大城市)医疗卫生资源供需的突出矛盾,也严重损害了社会的公平②。

① 牛建林.人口流动对中国城乡居民健康差异的影响[J].中国社会科学,2013(2):12.

② 易龙飞,亓迪.流动人口健康移民现象再检验:基于2006—2011年CHNS数据的分析[J].西北人口,2004(6):36-42.

第三节　健康不平等、健康贫困与人口健康

健康不平等与健康贫困这两个概念是联系在一起的。健康不平等是社会不平等的重要组成部分,而健康贫困则是健康不平等的最终结果。首先对健康不平等相关研究进行梳理,如上节所述,城乡状况、社会经济地位、性别三个变量对老年人口健康的影响十分显著,健康不平等也主要表现在这三个维度的老年人健康水平的分化上。经济社会地位对健康有正向影响,基本是学界一致的结论,但是这一关系如何随着年龄增长而变动的问题远没有获得一致的结论。对于这一问题,学界有"收敛效应"和"发散效应"两种理论假设。焦开山基于中国的数据对健康不平等的影响因素进行了分析,发现在中国的中老年人群中,社会经济地位较高的人群要比社会经济地位较低的人群有更好的身体功能、更少的抑郁症状、更高的自评健康水平,这点与以往的研究结论基本一致。但他也发现,社会经济地位与健康状况关系的年龄模式不能简单用"收敛效应"或"发散效应"加以解释,选择不同的健康指标会引起年龄模式的变化。他还发现,地区的收入水平对个体的健康状况有显著影响并且对社会经济地位与健康的关系有显著的调节作用,随着地区富裕程度的提升不同社会经济地位群体在健康上的差异程度在缩小[1]。

一、健康不平等

薛新东基于1993—2006年CHNS数据,考察了中国老年人健康不平等的演变趋势及其成因,发现:该时期中国老年人健康不平等状况呈现先上升后下降的趋势;健康不平等状况主要集中在城市、女性、教育程度低和收入水平较低的老年人中;收入水平、教育程度和个体特征是决定老年人健康不平等的主要因素[2]。谈俊新等研究了社区社会资本与个人健康水平的关系,发现社区社会资本在解释城市与乡村居民健康水平的差异

---

① 焦开山.健康不平等影响因素研究[J].社会学研究,2014(5):24-46.

② 薛新东.中国老年人健康不平等的演变趋势及其成因[J].人口与发展,2015(2):84-92.

中扮演了很重要的角色,城市居民的优势来自更高的组织和团体参与度①。

有两位研究者通过中国健康和营养调查报告的研究发现,近30年来,中国正在经历两位数数值的经济增长,但是健康不平等的现象却加剧了。他们用一个新的分解方法去测试了层级变动、收入分配和收入流动性与贫富健康差距之间的关系。研究发现,在中国健康差距与收入不平等状况的加剧,与处于健康条件较差和低收入状况中的老年人密切相关,而不是与过去10年的平均收入比率的增长有关。这些发现揭示了在老龄群体中对收入和养老金的重置也许会是减轻中国贫富人群之间健康差异的最重要的政治举措。收入与健康之间的关系及其表现出的不平等已经在许多文献中被记录下来,但是在过去的几个10年里,很少有国家在收入分配上经历过像中国这样富于戏剧性且快速的改变。中国早期的快速过渡从1980年计划经济转变为市场经济成分增加,导致了前所未有的经济增长:中国2009年的实际GDP已经是1980年的12倍。贫困人口数量的减少也是同样惊人的:1981—2005年,贫困人口总数在偏远地区从94%降低至26%,在城市地区从44%降至2%。收入分配不仅向上层移动,而且实质地拓宽了覆盖人群的范围,导致地区内和各地区之间的收入不平等还在持续增长。

然而,快速的经济增长并没有促进健康水平的显著提高。比如,平均预期寿命仍在持续延长,但对平均寿命的预期不再高于对平均收入的基本预期,中国人健康水平增长的步伐已经慢了下来。还有,城乡人口之间的和贫富人口之间的健康差异使公众越来越不满意。我国政府已经认清了这种变化,并积极地应对。健康保障改革已经进行了几年,在2008年,中华人民共和国卫生部宣布了为在2020年达到健康中国目标的重大的新政策方向,这些政策轻微减轻了贫困地区所面临的健康保障预算经费的问题,并且卫生部将对政策的实施和实际情况的变化持续关注。与此同时,我国又经历了几次人口统计及经济的转变。人口的老龄化迅速加快并且趋于城市化,大

---

① 谈俊新,裴晓梅,李玥康.社会资本视角下的城乡老年人健康分化[J].人口与社会,2017(2):39-50.

部分经济活动从农业活动转变成为工业活动。从超越经验的层面来看,中国社会的这些戏剧性的变化如何影响人的健康状况、收入分配情况以及贫富人口之间的健康差距,其关系并不明显。有一种揭示这些关系背后机制的方法,即分解与收入有关的健康水平不平等程度。福斯特(K. Forster)于1999年对以下条件进行了研究:收入和收入不平等程度的增加将与等级相关系数的 IRHI 水平相关联。另有国外的研究者曾利用一种群体分解方法来研究20世纪90年代欧洲国家收入不平等的状况。在本书中,笔者提出对他们所运用的分解机制进行扩展和简化,用来揭示这种机制在中国的运行情况。这种简化源于对健康的认识,但与收入不同的是,它在上端有一个有界的变量,它使用的是一种经过调整并且基于秩次的绝对不平等指数而不是等级相关系数。

二、健康贫困

健康贫困是一种机会的丧失和能力的被剥夺,即由于经济发展水平低下、支付能力不足所导致的参与医疗保障、卫生保健和享受基本公共卫生服务的机会丧失,以及由此所造成的健康水平下降导致的参与经济活动的能力的被剥夺,从而带来的收入减少和贫困发生或加剧[1]。原新等人在研究中分析了农村人口健康贫困现状和影响因素[2],总体来说,由于健康贫困是作为健康不平等的一个结果存在的,因此对健康不平等的研究必然牵扯到健康贫困,在学界研究早期健康贫困概念就被提出了,但随着研究的进一步深入,健康贫困的研究更多地被健康不平等包含在内。

三、人口健康

人口健康是一个综合的概念,郑晓瑛较早对人口健康进行了分析,初步界定了人口健康、人口健康储量、健康储量代际交流、人口健康风险比、疾病危害潜力等研究领域的定义。她对人口健康的内容进行了定义,包含四个

---

① 孟庆国,胡鞍钢.消除健康贫困应成为农村卫生改革与发展的优先战略[J]中国卫生资源,2000(6):245.

② 原新,刘佳宁.我国农村人口的健康贫困探讨[J].南开学报(哲学社会科学版),2005(4):94 – 99.

方面的内容:(1)人口健康的研究对象是总人口,这就包括了健康人群、亚健康人群和非健康人群;(2)人口健康研究的内容是总人口的健康,关注的是人口的健康结局,而不是像医学那样研究人的健康状态;(3)人口健康研究的方法是利用多个相关学科的理论和方法综合研究健康、健康相关行为和卫生保健服务利用在不同人口特征人群中的分布和动态变化过程,从而找出人口特征变化与健康转变间相互作用和相互制约的规律;(4)人口健康的研究目的在于为人口和健康相关发展战略、方针和政策规划提供理论和实践的依据,为卫生保健、计划生育服务的定位、细分与发展规划的制订提供方法和数据。她认为,人口健康储量是一个群体抵御健康风险的能力,人口健康储量代际交流是指人口健康储量在亲代和子代之间的传递,疾病危险潜力是测量疾病严重性的一个指标,医学敏感人群是指5岁以下和50岁及以上易受疾病危害的人群,人口健康风险比是医学敏感人群与非敏感人群(6~49岁)人口的比值①。

针对人口健康的实证研究比较丰富,蒋萍等分析人口健康与中国长期经济增长的关系,认为人口健康水平的改善不仅是经济增长的副产品,更是长期经济增长的促进因素,教育水平的提高不能代替健康水平提高对经济增长的作用,教育与健康作为人力资本的两个方面是紧密结合的,共同作用于长期经济增长②。杨振等对我国省级层面的人口健康分布的时空变化特征和影响因素进行分析,发现:(1)近20年我国居民总体的健康状况得到较大改善,但人均预期寿命存在明显的省际差异,呈现西部较低、中部次之、东部最高的空间梯度特征,差异程度随时间不断降低;(2)各地区健康分布并非表现出完全的随机性,而是在总体上呈现出一定的空间集聚趋势,但集聚趋势随时间变化有所弱化;(3)地区人均预期寿命的增加速度与初始水平负相关,初始水平较低的地区增速普遍高于初始水平较高的省区,空间收敛趋势明显;(4)人均GDP、食物支出占比、森林覆盖率与废水处理达标率等指标较高的地区人口的预期寿命相对较高,城市化的快速推进与医疗设施禀赋

---

① 郑晓瑛.再论人口健康[J].人口研究,2003(4):13-24.

② 蒋萍,田成诗.区域卫生行业政府投入对经济增长的贡献分析[J].财经问题研究,2009(2):180-181.

变化对人口健康的净效应总体为负①。

第四节　关于健康测量的研究

18 世纪以来,人们认为健康就是没有疾病。在这一观念的指导下,人们习惯从"疾病"的概念出发来评价个体或人群的健康状态,对于疾病防治措施的有效性评价采用发病率、患病率、病死率、生存率等统计指标,对患病个体采用痊愈、显效、好转、无效等指标。当然,应用这些评价指标来测量健康状况是必要的,但未能表达健康的全部内涵。其主要原因是医学作为一门科学更关注疾病的生物学方面,而相对忽视了人的心理、社会等方面的健康状况;只注重医生的诊疗意见,而忽略了患者对自身健康状况的主观评价。现代研究表明健康是一种身体上、精神上和社会活动上的良好状态,而不仅仅是无病或虚弱,这一定义强调了生活的整体性和健康的多维性。近代有学者提出自测健康,这一概念是个体对其健康状况的主观评价和期望。后来许多学者又对这一概念做了充实和完善,目前自测健康已成为国际上比较通用的健康测量方法之一。随着技术的不断改善,对健康的测量逐渐从单一的躯体健康测量走向对多维度的躯体、心理、社会、主观满意度等多方面的测量;从对负向健康测量走向对正向和负向两方面的测量;从对组织器官的客观状况的测量走向对个体主观体验和满意度的测量;从以患病或死亡为终点的测量走向以患病后个体的功能状况和社会适应能力为终点的测量。

今天,健康测量是指通过医学技术方法和手段对健康进行主观和客观检测评价的过程。由于健康概念的内涵涉及多种维度、不同模式、复杂的指标体系及判别标准,因此人们一般采用主观量表与客观医学检查设备相结合的综合方法及手段。

不少学者认为健康是由生理、心理、社会多维因素组成的主体结构,可把健康测量内容分三个主要方面:功能状态、完好状态和自测健康。有学者

① 杨振,刘会敏,王晓霞. 中国人口健康分布的时空变化与影响因素[J]. 世界地理研究,2017(2):161 – 168.

提出健康测量应包括五个不同的维度,即生理健康、心理健康、日常的社会功能、日常的角色功能和自测健康。国外学者采用的 GOM 隶属度健康状况分析模型,体现了健康测量内容是多维性、连续性和非线性的统一,这与世界卫生组织为健康所下的定义是一致的。具体描述有如下几方面:

一、躯体健康

常用的躯体健康评价方法是对体格、功能及体力进行测定及对功能状况指数进行评价。其主要途径有医学模型、功能模型和躯体健康状况的自测。测量躯体健康的方法有:受限法,即个体在特定时间内完成某些正常活动,以测量身体受限的情形;任务导向法,测量个体能够感受到的健康情形是如何影响其特定的躯体活动的。常用的评定量表有基本日常生活活动评定方法(ADL)和工具使用生活活动能力评定方法(IADL)。

二、心理健康

心理健康的测量常包括行为功能的失调状况、心理紧张症状的频率和强度、心理完好度和生活满意度等内容。评价方法主要是通过对人格测验、智商测验、情绪与情感的测量、神经心理测验、总体心理健康评价来完成,常用的量表有明尼苏达多项性格量表(MIMPI)、埃森克个性问卷(EPQ)、智能量表(IQ)、焦虑自评量表(SAS)、汉密尔顿抑郁量表(HAMID),目前所使用的大多数量表是对心理异常现象的测量与评价,而心理健康的测量没有一个公认的标尺,存在一定的局限性。

三、社会健康

1951 年,有学者提出"健康"的社会定义,认为社会健康是社会化的人在履行个人角色和任务上的一种最适宜的状态。社会健康测量常包括社会资源和人际关系等内容,评价方法是通过人际关系、社会支持、社会适应、行为模式的测量以及群体社会健康评价来完成的,常用的有社交拘谨量表(SRS)、社会支持评定量表(SSQ)等工具。

四、自评健康

自评健康是个体对其自身的健康状况的主观评价和期望,这种测量基于自身的健康状况而不顾及他人的评价。其内容包括现实自测健康、未来自测健康,以及对痛苦的感觉等。健康的测量形式是采用问卷的形式,参照自身的、别人的客观信息,从极好到极差或从健康到不健康等几个尺度进行健康测量。自测健康能够反映个体有关神经的、内分泌的、免疫系统的信息,而这些信息是其他类型的健康测量方法无法得到的,常用的量表有自测健康评定量表(SRHMS)①。

---

① 忻丹帼,何勉,张军. 健康测量的进展及测量方法[J]. 现代临床护理,2003(4):51 – 53.

第三章　促进健康的社会保障策略

在过去的20年里,生命健康科学建设已经被越来越多的医疗、老年病和妇幼保健界学者的认可,终身健康的理念由此萌芽。关于儿童慢性病、流行病学变化的研究以及越来越多的纵向研究记录了儿童慢性疾病对成人健康、发病率和死亡率模式的影响,这些研究也将儿童健康与健康老龄化的潜力联系起来。在此背景下,健康保障不再是某一个特殊年龄阶段需要特别关注的问题,对健康的追求贯穿了整个生命周期。

第一节　生命历程健康发展(LCHD)的研究框架

一、生命历程健康发展研究的源起

整个20世纪,生命科学研究取得了长足的进步,我们目睹了生物医学范式在治疗病人和预防疾病发生方面的力量。传统的卫生科学作为一个应用领域,通过探索单个患者(对应于医学)和人群(对应于公共卫生)的疾病原因,试图弄清什么是健康。这种方法将健康视为没有疾病或其他危险因素,但未能解释健康意味着什么、健康在人的一生中如何发展以及健康对个人生活的影响。

在20世纪80年代后期,一组来自生命过程健康科学的新研究发现开始重新定义早期生命对终身健康的重要性①。与妇幼保健(MCH)领域特别相关的研究揭示了:

---

① YOAV BEN – SHLOMO,DIANA KUH. A Life Course Approach to Chronic Disease Epidemiology:Conceptual Models,Empirical Challenges and Interdisciplinary Perspectives[J]. International Journal of Epidemiology,2002(31):285 – 293.

（1）孕前健康和围产期风险会影响出生结果，并在几十年后对儿童和成人健康产生持续和长期的影响。

（2）发育中的大脑对逆境的敏感性和敏感性，以及对支持和关爱关系的敏感性，不仅可以在大脑形态学上进行测量，还可以使用认知和情感表现的功能测量，包括入学准备、学业表现和长期心理健康等。

（3）危险和混乱的家庭环境及有毒的与不可预测的社会环境，传导到孩子身上，有可能展现为免疫性疾病，影响代谢功能，可造成不利的健康状况，如肥胖和多动症和成年疾病如糖尿病、高血压、心脏病等等。

这些和其他研究结果，也为一些看似难以解决的问题提供了新的解释机制，比如婴儿死亡率持续存在种族和民族上的差异。占主导地位的生物医学方法专注于产前护理和预防病理症状来降低婴儿死亡率，但生命历程健康发展理论对此提出的建议是：除了通过提供高质量的产前保健来改进对妊娠期间出现的病理生理反应的技术干预外，还应更多地注意改善孕前和孕前拦截期间的健康。这一想法导致了一系列关注女童和妇女生殖健康新举措的出现，包括改善孕前健康状况的公共卫生战略和更好地理解逆境如何影响整个生命过程的研究战略。

二、生命历程健康发展理论的演变

生命历程健康发展理论是为了更好地认识健康如何在个体整个生命周期中形成与发展这一问题而形成的跨学科的综合性理论框架，结合了包括心理学、系统生物学、流行病学、社会学等学科的前沿研究成果。阿尔丰（Halfon）将这一理论框架的发展过程划分为三个阶段，分别是生物医学模式阶段、生物—心理—社会模式阶段及最终形成的生命历程健康发展阶段。

早期的健康研究在生物医学模式下进行，采取机械、简化、线性的研究方式。生物医学模式下，身体和其组成部分被视为机械性的，健康即意味着身体和器官机能的正常运行，健康问题被限制在身体之内，身体与环境之间的关系被忽视。这样的研究模式存在着很大的缺陷，一是对环境的忽视，使得很多的非器质病变型的健康问题难以解决，比如癌症、安慰剂效应等，其所基于的精神—身体二元分立的研究假设，也使其难以解释精神状态与身体状况之间的相互作用；二是这种简化主义的研究方式，无法对形成健康问题的多种因素及其作用机制提供解释,这就使得这种研究模式对很多复杂病因造成的健康问题束手无策,比如慢性心脏病、肥胖、糖尿病和孤独症等。基于这些问题,健康研究开始逐步向生物—心理—社会模式阶段转变。

健康研究从第一阶段向第二阶段的转变伴随着科学研究整体上的方法变迁,即很多科学研究领域的研究范式从笛卡尔—牛顿式的机械主义本体论向更加复杂的系统导向本体论的转变。而就健康研究来讲,生物学研究的进一步深入和社会科学研究视角的引入,是这种转变的重要推动力量。

首先,从生物学研究上来讲,人类进化过程中的基因与环境的互动过程开始被关注,同时传统生物医学模式对疾病的理解也受到动摇和挑战。弗雷明汉研究和阿拉梅达研究证明了心脏病和其他慢性疾病与个体行为习惯之间的关系,而不是像传统生物医学模式那样,将其归因于细菌感染、基因病变等因素。

其次,社会科学的研究成果与研究方法开始被引入健康研究体系之中,其中比较重要的是生命历程理论(LCT)和毕生发展心理学(Lifespan Human Developmental Psychology)的引入。生命历程理论起源于 20 世纪的北美,研究对象主要涉及生命过程中的一些事件和角色(地位)及其先后顺序和转换过程①。1998 年,格伦·H. 埃尔德(Glen H. Elder)总结了生命历程理论的四个基本原则:历史时空(historical time & place)原则、时间性(timing in lives)原则、相互联系的生活(linked lives)原则及个体能动性(human agency)原则,这四个原则对生命历程健康发展理论的形成具有非常重要的意义。同时,相对于生命历程理论对社会背景和外部环境的关注,生命历程健康发展理论还吸收了毕生发展心理学对内生性和本体性要素的关注。

基于生物学研究的进展和社会科学研究成果的引入,健康研究转入第二个阶段,即生物—心理—社会模式。这一阶段的健康研究克服了传统生物医学研究的不足,开始关注个体与环境之间的关系对健康的影响,其中的个体概念也克服了精神—身体的二元主义模式,而将二者视为一个嵌入环境中的整体加以考量。这一阶段虽然吸收了一部分生命历程理论和毕生发

① 李强,邓建伟,晓筝. 社会变迁与个人发展:生命历程研究的范式与方法[J]. 社会学研究,1999(6):1-18.

展心理学的研究成果,但主要集中于不同要素之间的互动这一问题上,而忽视了时间这一变量,发展视角没能被纳入理论框架中,而这也是第二阶段向第三阶段转变的主要任务。

三、生命历程健康发展理论的分析范式

生命历程理论和毕生发展心理学对生命历程健康发展理论框架的最大贡献在于其对"发展"这一观点的强调——两者都强调纵向的视角,要求在个体的整个生命历程中来关注个体与环境之间的互动。基于这种相似,欧文顿(Overton)和勒纳(Lerner)提出了相关性发展系统理论(RDST),这一理论认为,个体的发展是嵌入其周围环境中的,个体的发展路径是个体能动性的选择,同时受到不同的生物、社会、文化因素影响。这一观点和与之类似的其他理论研究,为生命历程的健康发展奠定了理论基础。而在此之前,很多的经验研究已经发现或者证明了个体早期状态对其以后的健康水平存在影响,比较有影响力的是巴克(David Barker)对出生体重和心脏病之间关系的研究,这一系列针对个体成年后健康和疾病的探源性研究表明,要理解个体当前的健康状态,必须将视角扩展到个体的整个生命历程之中。

发展视角的引入使得健康研究步入了第三个阶段,即生命历程健康发展阶段。这一阶段的健康研究呈现出整体、动态的特点,阿尔丰概括了生命历程健康发展理论的七个理论原则,它们也是我们理解这一理论并运用其进行健康研究的重要窗口:(1)健康发展(Health development),(2)展开性(unfolding),(3)复杂性(complexity),(4)时机性(timing),(5)可塑性(plasticity),(6)繁荣性(thriving),(7)和谐性(harmony)。这一理论提供了一个新的视角,将指导未来关于卫生发展的科学研究,促进医学和公共卫生的综合,将治疗、预防和健康促进联系起来,并促进设计、组织和实施超越个人和人口二分法的多层次卫生干预措施的更综合和网络化的战略。阿尔丰认为,生命历程健康发展理论的框架连同解释性叙述,将鼓励理论构建和测试,激发创新的跨学科研究,并将该框架发展为一个具有描述性、解释性和预测性效用的成熟的科学模型。此外,生命历程健康发展理论也被寄望于揭示这样一个难题:在许多慢性病研究中,可追究风险的解释是哪些?早期经历如何影响未来的生物反应模式?这些早期经历如何通过复杂的、受环

境影响的和发育可塑性的健康发展途径发挥作用？

生命历程健康发展理论的核心原则是健康发展原则，这一原则要求将健康概念和发展过程整合到统一的理论框架内，这一理论框架将健康视为在个体进行具有目标指向性的行为时所需要的一系列工具性特质，而将发展定义为这些工具性特质在整个生命周期中的变化情况。根据这一原则，健康首先具有了整体性特征，即个体的健康不再局限于其身体健康，基于行为的定义使得健康的概念扩展到了个体行为所需要的全部基本要求，包括身体健康、心理健康、社会适应性、学习能力等，均被纳入这一理论框架的视野之中。其次健康具有了动态性特征，即健康不是一成不变的状态，而是随着个体生命历程的发展而变化的。健康发展原则奠定了生命历程健康发展理论的核心，其他六个原则围绕着这一理论核心，进一步廓清了相关的理论问题。

健康发展是一个从孕前一直持续到死亡的过程，这一过程受到先前的经验和环境影响，即健康发展的展开性原则。这一原则可以进一步被描述为适应性、自我组织和自催化三个过程。所谓适应性过程，即个体在生物、行为和文化上展现出的差异是基于这些差异在环境适应性上的优越性而被传递并形成的；自我组织说明了被不同层级的反馈圈所调节的遗传编码是如何形成显性的遗传形态并在不同层次上形成差异的；自催化作用则说明健康发展为其自身提供动力，当前的健康发展状态是今后生命历程中健康发展状态的基础。展开性原则的这三个过程能够帮助我们理解生物因素和文化因素是如何共同演化的，同时，基于展开性原则，个体的健康发展又被划分为四个主要阶段：（1）形成期，即孕前、产前和出生前后，主要是器官功能形成阶段；（2）能力获得期，即不同的健康发展能力的选择、获得和成熟期；（3）能力维持期，这以阶段的主要任务是在健康发展遇到风险的同时维持健康发展的能力；（4）衰退管理期，这一阶段健康发展面临着不可避免的弱化，主要任务在于调整、适应这种弱化以尽可能维持正常行动。需要说明的是，这四个阶段虽然在概念上是明确区分的，但除形成期外，并没有明确的时间划界，而是有可能在个体的生命历程的任何一个时间内出现的。

复杂性原则表明了健康发展是个体适应其周围环境，并与之产生多层次互动的过程，展开性原则强调了个体是如何在环境限制下逐步发展自身以更好生存的,而复杂性原则强调了个体与环境的互动、个体与个体的互动、环境要素之间的互动是如何影响个体的健康发展过程的,个体的健康发展过程被视为生物系统、行为系统以及更大的外部系统(如家庭、社会、文化等)之间的多层次互动的结果。

时机性原则突出体现了生命历程理论对生命历程健康发展理论框架的影响,强调了健康发展的时间敏感性。这种时间敏感性体现在两个方面,一是阶段敏感性,即个体健康发展的不同时间节点对外部影响的敏感性是不同的,如阿尔丰发现儿童在某个特定阶段对特定的影响因素具有更高的敏感性,会对其健康发展产生更大的影响;二是时间维持敏感性,即对于同样的影响因素,维持的时间长度不同会产生截然不同的结果,如石智雷的研究指出,早年不幸经历持续的时间越长,个体的健康状态越可能受到影响。①

可塑性原则表明健康发展过程是为了增强对不同环境的适应能力而逐步塑造出来的,这是对生命历程理论个体能动性原则的吸收。基于不同的环境状况,从微观层面上的遗传、个体行为,到中观层面上的社会和文化选择都会面临健康发展路径的选择,而这种选择正是改变路径的关键节点。正是基于这种选择的可能性,个体在自身健康发展上便会走上不同的道路。

繁荣性原则指明了健康发展过程的方向,即个体健康发展不是没有目标的,而是朝着促进个体生存、提高个体实现行动目标的能力而前进的。

和谐性原则指出了健康发展这一过程是生物层面、个体层面、社会层面的各种要素均衡作用的结果,这种作用使得健康发展按照一定的节奏逐步推进,一旦这些要素产生了不协调,势必对健康发展产生一系列消极后果。

基于这七原则,生命历程健康发展理论不但统合了健康研究和发展研究,同时吸纳了医学、心理学、基因学、社会学等一系列学科的研究成果,从而使得健康这一整体性问题能够在综合的理论视角内得以被考量,这对于研究健康问题显然有非常重要的意义。

至少在过去的 20 年中,生命历程健康科学研究一直在重构我们的方法,以解决许多长期存在的健康和保健问题——从婴儿死亡率到肥胖,从入

---

① 石智雷,吴志明.早年不幸对健康不平等的长远影响:生命历程与双重累积劣势[J].社会学研究,2018(3):166-196,245-246.

学准备到终身认知潜能和储备。这项研究影响了思想领袖、研究人员、决策者和服务提供者,使他们认识到妇幼保健作为改善母亲和儿童健康状况,并最终改善整个人口健康状况的工具的重要性和关键作用。2010 年,美国妇幼保健局(MCHB)局长彼得·范·戴克(Peter Van Dyck)宣布,该局打算在全美范围开展一场对话,讨论生命历程卫生科学在实现和目标方面的重要性。他还强调了妇幼保健局如何利用这门科学把研究、项目、政策和伙伴关系结合起来,将生命历程的理论转化为生命历程的实践,这一转变将通过理解健康和疾病如何发展的综合方法来实现。然而,尽管这种转变旨在发展出一个严格的方法来研究整个寿命健康的发展,仍有许多突出的问题及其之间的关系——比如早期经验和终身健康及幸福,如何将现有的和新兴的知识应用于以证据为基础的实践和政策的发展。

2010 年,MCHB 发出建议,要求开发一个孕产妇和儿童健康生命历程研究网络(LCRN),以提供一个虚拟的平台,开展一系列的活动,作为催化发展新方法的基础设施,提高基本的资金,以支持与妇幼保健实践及政策相关的理论、应用和转化的研究。

美国加州大学洛杉矶分校健康儿童、家庭和社区中心提交了一份申请,针对建立 LCRN 制定了如下目标:

(1)建立一个多样化、积极、可持续的生命历程健康发展利益相关者社区。

(2)提高生命历程健康发展研究的能力、参与能力和生产能力。

(3)促进生命历程健康发展研究成果的翻译和应用政策。

为了启动 LCRN,加州大学洛杉矶分校的团队启动了一个战略网络设计,征募在卫生发展方面具有丰富专业知识的人士和对网络发展及促进科学具有深刻知识的人士参与。在由 30 人组成的网络设计团队的一次面对面会议上,最终通过了《LCRN 章程》。此后,团队展开了一系列的背景文件的编写工作,这些文件主要包含以下研究目标:

(1)促进研究人员、实践者和决策者思考、理解并推动生命历程健康发展的范式转变。

(2)评估、改进和确定生命历程健康发展理论的七原则的效用。

(3)确定会议上讨论的主题在不同学科之间的一致性和(或)差异性。

（4）确定可以应用的知识，以帮助妇幼保健局和其他实践者利用现有知识，加速从研究到转化的进程。

（5）提供建议，使 LCRN 能够制订妇幼保健生命历程研究议程（LCRA），其中包括基础研究、转化研究、方法和数据开发等领域的优先事项。

（6）为论文作者提供背景资料，帮助他们完成论文并发表论文。

（7）确定整个 LCRN 和生命历程健康发展字段的下一步操作。背景文件主题由项目工作人员在 LCRN 咨询委员会和 MCHB 工作人员的参与下进行选择，其中包括战略选择的主题，因为这些主题具有增强参与者对卫生发展的了解和促进生命历程健康发展领域发展的潜力。

生命历程健康发展框架阐述了健康的发展起源、生物性和行为可塑性在促进不同程度的适应方面所起的作用，以及生物倾向和环境之间的不匹配如何相互作用，从而导致健康崩溃，即致病。作为一个框架，生命历程健康发展理论融合了许多与健康发展有关的理论和概念，它正在为有时被认为是两极对立的概念如先天与后天、心理与身体、个人与人口、短期与长期变化等等架起桥梁。通过统一这些二分法，生命历程健康发展框架提供了一个新的视角，它将引导未来的健康发展和促进科学探究。这就需要综合的医学和公共健康合成链条，就预防、治疗和健康的促进来催化更多的集成和网络化策略设计，组织和实施多层次的卫生干预措施，以弥合个人和人口的二分法。随着人类生态足迹的扩大和对地球自身健康影响的发展，生命历程健康发展框架将越来越多地发挥作用，通过物理环境的迅速和破坏性变化、人口的地理分散和社会发展的变化，对人类健康造成新的影响。

生命历程健康发展理论的出现反映了正在改变生理、自然和社会科学的研究趋势。简单、线性和确定性因果路径的舒适和确定性正在让位于非线性因果集群的不确定性，这些非线性因果集群被连成复杂、多层次、交互式的关系系统。这一理论将这种复杂性作为调查的主要目标，并要求多学科、大型、网络化和高度协作的团队参与研究。科学方法的这些转变，正在帮助人们了解自身所依存其中的现代社会是如何组织起来的、它是如何发挥作用的，以及它如何有助于人类的健康发展。

第二节　美国人口健康改善框架的出现

一、美国"健康国民"行动计划

自 20 世纪 70 年代末以来,美国"健康国民"行动计划一直致力于改善美国人口健康。美国卫生与公众服务部(HHS)和其他联邦机构、公共利益攸关方及咨询委员会每 10 年出台一份新的《健康人导报》,其确定此后 10 年健康改善的主题领域和可量化的目标,并时时进行评估。人们倡议发挥其至关重要的综合作用,指导国家、州和地方制定可量化的健康目标和监测进展的方法。1979 年这一概念首次提出,为实现卫生目标而努力,战略上将"健康国民"设想为一种国家行动机制,并通过测量和确定实现一套共同的主要卫生目标的进展情况来确定投资优先次序。从那时起,这一进程持续在每一个新 10 年开始时确定一套国家卫生总体目标和具体目标。

二、2020 年健康人群框架

由美国联邦机构工作组(FIW)领导制定的《2020 年健康人群框架》(简称《框架》),是美国卫生相关部门之间全面合作进程的产物。它提出了 2020 年实现"健康国民"的愿景——"一个所有人都健康长寿的社会",并提出了诸多工作要求:

(1)在全美境内确定健康改善的重点。

(2)提高公众对公共卫生决定因素的认识和理解,包括健康、疾病、残疾以及改善的机会。

(3)提出明确的可用于测量的多维目标,使其适用于中央和地方各级。

(4)多个部门共同采取行动,以最有效的测量证据和相关知识为动力,加强政策和改进实践。

(5)确定关键性的研究、评估和数据收集需求。

尽管《框架》没有法定的权力来指导美国卫生系统的活动或对其组成部分负责,但它构成了一个改善国家健康状况的详细框架和计划,可用于政策和项目中。这些目标和指标广泛涉及卫生和卫生保健问题。它们可用于评估和报告全美各州及地方管辖范围内以及联邦一级的计划的进展情况。例如,权威的县级健康排名年度报告就在很大程度上依赖于健康人群的目标和指标。通过比较初始状态(基线数据)和在联邦一级进行的中期和最终评估,以确定在过去 10 年中国民健康状况实际发生了怎样的变化,以及"健康国民"计划是否实现了目标,来测量健康人群的有效性。

第三节 健康中国战略

一、健康中国战略缘起

在我国,党中央、国务院高度重视人民健康,2018 年 8 月和 10 月,召开了全国卫生与健康大会,印发了《"健康中国 2030"规划纲要》,对推进健康中国建设做出了系统部署。习近平总书记指出,没有全民健康就没有全面小康,要把人民健康放在优先发展战略地位,坚持中国特色卫生与健康发展道路,努力全方位全周期保障人民健康。李克强总理强调,推进卫生与健康事业改革发展,是关系我国现代化建设全局的重大战略任务,并对保障人民健康、发展健康产业等多次作出重要批示。刘延东副总理多次召开会议作出部署安排。按照工作部署,卫生计生委会同相关部门研究起草了《"十三五"卫生与健康规划》。"十二五"以来,我国卫生与健康事业取得了长足发展。2015 年,我国人均预期寿命达到 76.34 岁,比 2010 年延长了 1.51 岁,居民主要健康指标总体上优于中高收入国家水平。按照健康中国建设有关部署,国务院医改领导小组统筹考虑,组织"健康中国 2030"规划纲要和"十三五"卫生与健康规划、"十三五"医改规划的编制工作,开展了一系列重大和专项课题研究,广泛征求各方面意见建议。2018 年 5 月 26 日、9 月 9 日和11 月 18 日,国务院医改领导小组三次对文件稿进行了研究。经反复听取建议、征求意见,各相关方面已达成共识。12 月 21 日,国务院常务会议审议并原则通过了《规划》①。

---

① 卫计委解读《"十三五"卫生与健康规划》[EB/OL]. 人民网,(2017 – 01 – 10)[2022 – 06 – 14]. http://politics. people. com. cn/n1/2017/0110/c1001 – 29013396. html.

二、健康中国战略内容

该战略的总体思路是,针对群众健康需求和事业发展面临的突出问题,以维护和促进健康为中心任务,面向全人群提供覆盖全生命周期、连续的健康服务。文件共分为四部分。

第一部分是"规划背景"。总结了"十二五"期间取得的成就,分析了"十三五"时期面临的机遇和挑战。

第二部分是"指导思想和发展目标"。坚持正确的卫生与健康工作方针,坚持计划生育的基本国策,以保障人民健康为中心,以改革创新为动力,以"促健康、转模式、强基层、重保障"为着力点,更加注重预防为主和健康促进,更加注重工作重心下移和资源下沉,更加注重提高服务质量和水平,实现发展方式由以治病为中心向以健康为中心转变,显著提高人民群众健康水平,推进健康中国建设。发展目标是:到 2020 年,覆盖城乡居民的基本医疗卫生制度基本建立,实现人人享有基本医疗卫生服务,人均预期寿命在 2015 年基础上延长 1 岁。同时,从健康水平、疾病防控、妇幼健康、医疗服务、计划生育、服务体系、医疗卫生保障 7 个方面提出了 25 项主要发展指标。

第三部分是"主要任务"。从卫生与健康领域各项重点工作入手,提出了加强重大疾病防治、推动爱国卫生运动与健康促进、加强妇幼卫生保健和生育服务、发展老年健康服务、促进贫困人口等重点人群健康、完善计划生育政策、提升医疗服务水平、推动中医药传承创新发展、强化监督执法与食品药品安全工作、加快健康产业发展 10 项工作任务。同时,加强卫生计生服务体系、人才队伍、人口健康信息化和医学科技创新体系建设,为卫生与健康工作提供支撑。

第四部分是"保障措施"。通过全面深化医改、建立公平有效可持续的筹资体系、完善卫生计生法制体系、强化宣传引导、做好国际交流合作和加强组织实施等 6 个方面的措施,确保各项规划任务的落实和目标的实现。为了进一步明确规划任务,做好规划落实,规划文本中还明确了各部门的职责分工,在国务院正式印发后,做好政策的解读和组织实施推动工作①。

三、健全健康支持体系政策分析

进入 21 世纪以后,中国老龄化形势的严峻程度使得国家对老龄问题的关注提高到了战略层面。从 2000 年至今,国家发布了一系列老龄相关政策,这些政策涉及养老服务体系、老年医疗体系、社会保障体系等一系列涉老社会系统,同时要求民政、医疗卫生、社会保障等各个部门之间达到协调与整合。对这些政策的梳理,将有助于我们更为清晰地理解 2000 年至今的老龄相关政策的发展。

2000 年 8 月 19 日,中共中央、国务院发布《关于加强老龄工作的决定》(以下简称《决定》),这一文件是我国从 2000 年至今所有涉老政策的基础性文件。《决定》指出,"采取积极措施,加强老龄工作,是一项重要而紧迫的战略任务",自此,老龄工作被纳入了国家战略层面,其重要性与紧迫性得到了特别强调。对于我国老龄工作存在的主要问题,《决定》认为:

> 但是,也要清醒地看到,我国老龄工作基础还比较薄弱,不能很好地适应人口老龄化的要求,主要问题是:对人口老龄化问题认识不足,老龄工作政策、法规不够健全,社会保障制度尚不完善,社区管理和老年服务设施、服务网络建设滞后,老年思想政治工作薄弱,侵犯老年人合法权益的现象时有发生。对此,我们必须高度重视,认真解决②。

从这里我们可以看出国家对我国老龄工作所存在问题的认识。由于我国长期以来年轻化的人口年龄结构导致的较低的抚养比,以及这种人口结构所带来的人口红利产生的经济效应,使得人口老龄化问题在 21 世纪之前并未受到足够的重视,也即"对人口老龄化问题认识不足"。而随着计划生育政策推行导致的生育率迅速下降,年轻人口在总人口中的比重降低,20 世

---

① "十三五"卫生健康及深化医改两个《规划》政策解读[EB/OL]. 国务院新闻办公室网站,(2016 - 12 - 23)[2023 - 01 - 10]. http://www. scio. gov. cn/34473/34515/Document/1536918/1536918. htm.

② 中共中央、国务院关于加强老龄工作的决定[M]//李卿. 全国养老政策概览. 北京:光明日报出版社,2014(11):1 - 2.

纪50年代左右的婴儿人口此时步入老年,我国的老龄化趋势在短短数十年内变得非常严峻。改革开放以后,我国社会发展以经济建设为中心,相应的社会建设较为滞后,在严峻的老龄化形势面前,原本就不完善的涉老政策、社会保障、社会管理和老年服务设施等更显得捉襟见肘。1996年通过的《老年人权益保障法》虽然在一定程度上保障了老年人口的合法权益,但在法律法规及相应政策尚未形成体系的情况下,这种保障仍然十分无力。基于对老龄问题的认识,《决定》提出在加强老龄工作,发展老龄工作事业遵循以下原则:

> 坚持家庭养老与社会养老相结合,充分发挥家庭养老的积极作用,建立和完善老年社会服务体系;坚持政府引导与社会兴办相结合,按照社会主义市场经济的要求积极发展老年服务业;坚持道德规范与法律约束相结合,广泛开展敬老养老道德教育,加强老龄工作法制建设;坚持关心老年人生活以及老龄妇女的特殊问题与加强思想政治工作相结合,使广大老年人物质生活得到改善,精神文化生活更加丰富;坚持统筹规划与分类指导相结合,因地制宜地开展老龄工作,发展老龄事业[1]。

坚持家庭养老与社会养老相结合、坚持政府引导与社会兴办相结合作为中国老龄政策制定的基本原则被确定下来。同时,《决定》将建立以家庭养老为基础、社区服务为依托、社会养老为补充的养老机制作为老龄事业发展的主要目标,家庭、社区、机构作为养老服务体系的三个重要参与方在此被确定下来。

基于《决定》,2001年国务院印发《中国老龄事业发展"十五"计划纲要》(以下简称《纲要》),《纲要》基于《决定》所提出的原则和任务目标的基础上,将老龄事业发展分为经济供养、医疗保健、照料服务、精神文化生活、权益保障五部分,分别提出了各自的任务与措施。《纲要》给老龄事业发展确定了具体的任务目标与实现措施,同时使得老龄事业和国民经济与社会发展同步,这为老龄事业步入快速发展期奠定了基础。

---

① 中共中央、国务院关于加强老龄工作的决定[M]//李卿. 全国养老政策概览. 北京:光明日报出版社,2014(11):3-4.

　　2006 年,全国老龄委印发《中国老龄事业发展"十一五"发展规划》(以下简称《"十一五"规划》),该文件在坚持《决定》的基本原则的同时,进一步细化了《纲要》提出的老龄事业发展内容,从老年社会保障、老龄事业基础设施建设、老龄产业、老年精神文化生活、老年人权益保障、老年人社会参与等六方面,提出养老保障、公共服务建设、政策扶持、老年教育等 19 个具体措施,对老龄事业发展做出了更为可行、翔实的规划。同时,在规划基本原则中提出,"坚持以满足老年人的物质文化需求为出发点",这是养老服务体系建设从部门分割向需求聚合的萌芽。

　　2011 年,国务院印发《中国老龄事业发展"十二五"发展规划》(以下简称《"十二五"规划》),该文件在其指导思想部分提出"建立健全老龄战略规划体系、社会养老保障体系、老年健康支持体系、老龄服务体系、老年宜居环境体系和老年群众工作体系"[1],老龄事业的体系化发展在这一文件中得到确定。同时,对于家庭、社会、机构在老龄事业发展中的定位做出修正,要求"建立以居家为基础、社区为依托、机构为支撑的养老服务体系"。同年,由国务院办公厅印发的《社会养老服务体系建设规划(2011—2015 年)》再次强调社会养老服务体系"应着眼于老年人的实际需求",同时该文件对居家养老、社区养老、机构养老进行了功能定位,"居家养老服务涵盖生活照料、家政服务、康复护理、医疗保健、精神慰藉等,以上门服务为主要形式……社区养老服务是居家养老服务的重要支持,具有社区日间照料和居家养老支持两类功能,主要面向家庭日间暂时无人或者无力照护的社区老年人提供服务……机构养老服务以设施建设为重点,通过设施建设,实现其基本养老服务功能"。[2] 基于《"十二五"规划》和该文件,居家为基础、社区为依托、机构为支撑的养老服务体系进一步完善与健全。

　　2013 年,国务院印发《关于加快发展养老服务业的若干意见》(以下简称《意见》),这一文件首次提出"积极推进医疗卫生与养老服务相结合",并将其作为主要任务:

---

　　① 国务院关于印发中国老龄事业发展"十二五"规划的通知[EB/OL].国务院新闻办公室门户网站,(2011 – 09 – 23)[2022 – 03 – 04]. http://www.scio.gov.cn/zggk/gqbg/2011/document/1014340/1014340_1.htm.

　　② 祝莹,程慧秋.沈阳市养老设施规划策略研究[J].居舍,2019(7):99,194.

推动医养融合发展。各地要促进医疗卫生资源进入养老机构、社区和居民家庭。卫生管理部门要支持有条件的养老机构设置医疗机构。医疗机构要积极支持和发展养老服务,有条件的二级以上综合医院应当开设老年病科,增加老年病床数量,做好老年慢病防治和康复护理。要探索医疗机构与养老机构合作新模式,医疗机构、社区卫生服务机构应当为老年人建立健康档案,建立社区医院与老年人家庭医疗契约服务关系,开展上门诊视、健康查体、保健咨询等服务,加快推进面向养老机构的远程医疗服务试点。医疗机构应当为老年人就医提供优先优惠服务①。

同年,国务院印发的《关于促进健康服务业发展的若干意见》也将推进医疗机构与养老机构等加强合作、发展社区健康养老服务作为主要任务。医养结合是针对老年人需求对现有机构功能进行整合提出的有效政策措施,而这一政策措施也是在我国老龄事业发展逐步完善、对老年人需求认识更加充分、对现有资源把握更为精准的基础上提出的。

2017 年,国务院印发《"十三五"国家老龄事业发展和养老体系建设规划》(以下简称《"十三五"规划》),该文件对我国养老服务体系建设的发展目标再次做出调整,要求进一步健全"居家为基础、社区为依托、机构为补充、医养相结合的养老服务体系"。该文件同时从健全完善社会保障体系、健全养老服务体系、健全健康支持体系、繁荣老年消费市场、推进老年宜居环境建设、丰富老年人精神文化生活、扩大老年人社会参与、保障老年人合法权益等八方面对养老服务体系建设做出规划。

可以看出,从2000 年《决定》的出台到2017 年《"十三五"规划》的印发,我国的涉老政策经历了从粗到细、从建立到健全、从部门分割到需求聚合的变化。为了进一步理解这期间政策文本和政策精神的变化,笔者以《"十三五"规划》中"健全健康支持体系"这一目标为引子,对该体系之建立健全所涉及的政策文本进行分析。

---

① 陈忱.建国以来中国共产党人民生建设思想发展轨迹研究[D].沈阳:辽宁工业大学,2015.

第四节　我国老年健康支持体系政策分析

《"十三五"规划》中将健全健康支持体系分为四部分,分别为推进医养结合、加强老年人健康促进与疾病预防、发展老年医疗与康复护理服务以及加强老年体育健身①。我们就由此对2000年以来的政策文本进行分析。

一、医养结合

"医养结合"这一政策概念虽然最早是在2013年《意见》中提出的,但这也是我国老龄事业发展必然的结果,先前的政策文件早已为这一概念奠定了基础。2000年《决定》中发展老年服务业的政策措施主要是基于不同部门功能分割所进行的,如:

> 各地要充分利用现有设施,积极兴办不同形式、不同档次的老年福利院、老年护理院、老年公寓、托老所等,为老年人提供生活照料、文化、护理、健身等多方面的服务。
>
> 各级医疗卫生机构要大力开展多种形式的老年医疗保健服务,逐步建立起完善的社区卫生服务机构,健全老年医疗保健服务网络,提高服务质量②。

从政策文本上我们可以看到,老年人的养老服务与老年人的医疗服务此时是处于分割状态的,政府部门与医疗卫生机构分别承担着发展老年照护服务与开展老年医疗保健服务的责任。这样的分割在《纲要》中也有体现,即在发展老龄事业的任务与措施中,"经济供养""医疗保健"与"照料服务"是分别提出的,有其各自独立的任务目标与实现措施。这样的部门分割式的发展模式,能够暂时缓解老龄化给社会带来的冲击,却无法真正适应老龄化社会,因为随着老年人口中高龄老年人口比例的上升,老龄人口的照护需求和医疗需求将同时存在且具有高度的关联性,如果一直坚持部门分割式的发展模式,而不能适应老年人口的需要进行相应的整合,势必导致资源

---

① 王璇.历史文化街区适老化改造规划研究[D].绵阳:西南科技大学,2017.

② 中共中央、国务院关于加强老龄工作的决定[M]//李卿.全国养老政策概览.北京:光明日报出版社,2014(11):3-4.

无法有效配置、服务对象不满意的恶果。

2006年老龄委印发的《"十一五"规划》中,将"坚持以满足老年人的物质文化生活需求为出发点"作为规划的基本原则之一,即为解决这一问题确定了政策基础。基于老年人口群体本身的复杂性、需求的多层次特征,如果以满足其需求作为基本原则,那么部门分割式的发展模式必然是无法符合这样的原则要求的。基于这样的原则变动,《"十一五"规划》中对老龄事业发展的规划从"老年社会保障""老龄事业基础设施建设""老龄产业"等方面进行,这样的规划模式在一定程度上克服了原有的部门分割,但仍未真正实现基于老年人需求发展老龄事业的目标。

值得注意的是,2011年卫生部下达了关于印发《护理院基本标准(2011版)》的通知,该文件指出:

> 大力发展护理院是深化医药卫生体制改革,进一步完善医疗服务体系的重要内容,是适应我国人口老龄化进程的必然要求,是提高医疗卫生服务连续性、协调性和整体性的重要措施。护理院的建设与发展对于合理分流大医院需要长期医疗护理的患者,缓解群众"看病难"问题,提高医疗卫生资源利用效率,应对人口老龄化带来的挑战具有重要意义[1]。

从这里可以发现,迅速老龄化带来的医疗资源的不合理占用已经引起了卫生部门的注意,老年人口的医疗需求迫使医疗机构率先进行政策调整以重新整合资源;同时卫生部指出了护理院在提高医疗卫生服务连续性、协调性、整体性上的重要意义,这一点我们在后文另做说明。《护理院基本标准(2011版)》将护理院界定为"为长期卧床患者、晚期姑息治疗患者、慢性病患者、生活不能自理的老年人以及其他需要长期护理服务的患者提供医疗护理、康复促进、临终关怀等服务的医疗机构"[2]。在一定程度上,可以说

---

① 卫生部印发《护理院基本标准(2011版)》的通知[EB/OL].中央政府门户网站, (2011 – 03 – 21)[2022 – 06 – 24].http://www.gov.cn/gzdt/2011 – 03/21/content_1828316. htm.

② 卫生部印发《护理院基本标准(2011版)》的通知[EB/OL].中央政府门户网站, (2011 – 03 – 21).[2022 – 06 – 24].http://www.gov.cn/gzdt/2011 – 03/21/content_1828316. htm.

该标准所确立的护理院功能,已经具备了医养结合的基本雏形,由于其仍归属于医疗卫生部门,因此目标人群以具有较长期医疗需求的老年人为主,但这仍然是医疗卫生部门在老龄化的严峻形势下做出的具有进步意义的探索。

同年,国务院印发《"十二五"规划》,该规划在指导思想上开始强调老龄事业发展的体系化,与这一指导思想相适应,规划要求医疗卫生部门提供的服务逐步向老年服务领域靠拢,同时也要求老年服务部门根据需要发展医疗卫生服务:

> 推进老年医疗卫生服务网点和队伍建设。将老年医疗卫生服务纳入各地卫生事业发展规划,加强老年病医院、护理院、老年康复医院和综合医院老年病科建设,有条件的三级综合医院应当设立老年病科。基层医疗卫生机构积极开展老年人医疗、护理、卫生保健、健康监测等服务,为老年人提供居家康复护理服务。基层医疗卫生机构应加强人员队伍建设,切实提高开展老年人卫生服务的能力。

> 大力发展家庭服务业,并将养老服务特别是居家老年护理服务作为重点发展任务。积极拓展居家养老服务领域,实现从基本生活照料向医疗健康、辅具配置、精神慰藉、法律服务、紧急救援等方面延伸。

> 优先发展护理康复服务。在规划、完善医疗卫生服务体系和社会养老服务体系中,加强老年护理院和康复医疗机构建设。政府重点投资兴建和鼓励社会资本兴办具有长期医疗护理、康复促进、临终关怀等功能的养老机构①。

在这一文件中,我们可以发现,医疗卫生部门与养老服务部门的职责开始相互渗透,而这一渗透的结合点即在于老年人特别突出的医疗与照护需求。

在这里,我们需要将两份政策文件单独提出做个说明,第一个文件是卫生部关于印发《护理院基本标准(2011 版)》的通知,前文我们已经提到,卫生部在这一文件中提出了医疗卫生服务的连续性、协调性与整体性问题;而

---

① 国务院关于印发中国老龄事业发展"十二五"规划的通知[EB/OL].国务院新闻办公室门户网站,(2011 - 09 - 21)[2022 - 07 - 29]. http://www. scio. gov. cn/zggk/gqbg/2011/document/1014340/1014340_1. htm.

在国务院办公厅印发的《社会养老服务体系建设规划（2011—2015 年）》中，也同样指出我国养老服务体系建设存在"缺乏整体性和连续性"的问题。在这里，所谓连续性与整体性，是基于服务对象需求的连续性和整体性提出的，而之所以医疗卫生部门与养老服务部门分别指出了这一问题，原因也在于老年人口在医疗卫生与养老照护方面的需求最为集中，迫切希望这两方面的需求能够无缝衔接、同时获得满足。

基于以上政策文件，我们可以看到，老龄事业发展已经逐步从部门分割向需求聚合转变，有了这样的基础，2013 年《意见》提出"积极推进医疗卫生与养老服务相结合"也成为一个必然的结果。2015 年国务院办公厅转发卫生计生委等部门《关于推进医疗卫生与养老服务相结合的指导意见》的通知中指出，"我国是世界上老年人口最多的国家，老龄化速度较快。失能、部分失能老年人口大幅增加，老年人的医疗卫生服务需求和生活照料需求叠加的趋势越来越显著，健康养老服务需求日益强劲，目前有限的医疗卫生和养老服务资源以及彼此相对独立的服务体系远远不能满足老年人的需要，迫切需要为老年人提供医疗卫生与养老相结合的服务"。① 这一文件明确地指出了部门分割式的服务提供方式与老年人养老需求之间的冲突，进一步夯实了医养结合政策推行的基础。

政策上的准备完成后，2016 年 6 月国家卫生和计划生育委员会办公厅与民政部办公厅下达《关于确定第一批国家级医养结合试点单位的通知》，在全国 25 个省市展开医养结合试点工作；同年 9 月，《关于确定第二批国家级医养结合试点单位的通知》下达，在全国 29 个省市展开医养结合试点工作。

2017 年，国务院印发《"十三五"规划》，将医养结合作为养老服务体系的发展目标，同时将其作为健全健康支持体系的重要内容。至此，医养结合这一养老服务方式成为我国养老服务体系建设中的重要一环。

二、健康支持体系

"医养结合"是健全健康支持体系的重要内容，因此对"医养结合"相关

---

① 安华. 土地流转背景下农村养老的金融支持路径研究[J]. 现代经济探讨,2019(1)：127 – 127.

政策的梳理基本上覆盖了健康支持体系相关政策的绝大部分,加强老年人健康促进与疾病预防、发展老年医疗与康复护理服务以及加强老年体育健身这三个部分很大程度上是作为"医养结合"的补充①,同时还存在一定的政策重叠,因此我们对这三类健康支持体系的政策文本不再加以分析阐述。

在《决定》中,加强老年人体育健身是作为一项发展目标提出的,"逐步建立比较完善的以老年福利、生活照料、医疗保健、体育健身、文化教育和法律服务为主要内容的老年服务体系",同时,要求各部门"要组织老年人开展体育健身和文化娱乐活动,提倡科学文明健康的生活方式"。② 而在《纲要》中,这一内容也作为医疗保健部分的重点任务,要求"做好健康教育和预防保健工作,提高老年人口健康水平。健康教育普及率城市达到80%,农村达到50%。老年人体育健身参与率达到40%~50%"。③ 可以看到,老年人体育健身参与率是作为健康教育和预防保健工作的数据指标提出的,这也表明加强老年人健康促进与疾病预防和加强老年体育健身这两类支持体系的重叠性所在。事实上,加强老年人健康促进与疾病预防在政策文本上主要往两个方向推进:一是提高老年人健康知识水平,使其养成健康生活习惯;二是促进老年人参与文体活动。

《"十一五"规划》继承并细化了《决定》和《纲要》的相关内容,指出"在城市建立健全以社区卫生服务为基础的老年医疗保健服务体系,加强社区老年卫生工作,增加服务项目,改进服务措施,为老年人提供预防医疗、护理和康复等多种服务。……加强老年人疾病预防、保健知识教育,使老年人的健康教育普及率达到85%。……在农村通过多种渠道努力改善老年人医疗卫生条件,使老年人的健康教育普及率达到55%"。这里我们可以看到,无论是城市还是农村,老年人的预防医疗及健康知识普及是老年医疗保健服务体系建设的一个子任务,并不作为单独的体系进行重点建设。

① 王璇.历史文化街区适老化改造规划研究[D].绵阳:西南科技大学,2017.

② 中共中央、国务院关于加强老龄工作的决定[EB/OL].中国政府网,(2000-08-21)[2022-01-14].http://www.nhc.gov.cn/jtfzs/s3581c/201307/e9f0bb fea6c742ec9b832e2021a02eac.shtml.

③ 戴卫东.改革开放以来老年福利制度建设的经验与教训[J].武汉科技大学学报(社会科学版),2012(4):363-367.

同时,《"十一五"规划》在加强老年体育健身方面也提出了要求:"老年文化和体育要纳入全民文化和体育健身的发展规划。"从政策文本来看,加强老年体育健身基本上从两个方面进行,一是加强基础设施建设,通过为老年人提供更多更方便的健身设施达到促进效果;二是组织文体活动,如"各地要开展经常性的基层老年文体活动,有计划地组织老年文艺汇演、老年才艺展演和老年体育健身运动会"。但总体上来说,加强老年体育健身始终不是涉老政策文件的重点关注内容。无论是加强基础设施建设还是组织文体活动,在历年养老规划中均是一笔带过的,如加强基础设施建设部分,我们在《决定》到《"十一五"规划》中并未找到增建老年健身设施的相应文本,直到《"十二五"规划》才看到:"加快老年活动场所和便利化设施建设……利用公园、绿地、广场等公共空间,开辟老年人运动健身场所。"①

《"十二五"规划》对健康支持体系建设的相关内容规划更为详细,也并没有突破性的变化,基本从"开展老年疾病预防工作""发展老年保健事业"等方面作出规划。事实上,政策文本的这种重点发展"医养结合"、以其他体系作为补充也是符合老年人口需求的应有选择。与老年人口医疗需求与照护需求的突出性不同,老年人口在疾病预防、健身、康复护理等方面的需求并不突出,是不具有连续性、整体性的,在需求程度上与社会总体同步。因此,保持现有医疗卫生部门、民政、建设部门的正常发展步伐,已经能够满足老年人口在这方面的需求,没有必要再单独为满足老年人口需求而消耗管理资源。

三、健康政策发展历程

从以上的政策文本分析我们可以看出,我国的老龄事业建设经历了一个从点到面、从部门分割到需求聚合的过程,这一过程可以分为三个阶段:

（一）各职能部门在老龄化背景下发展自身老龄服务供给能力

"十五""十一五"期间我国老龄事业的发展以医疗卫生部门、民政部门、社会保障部门的相对独立发展为基本特点,在这一阶段,各职能部门已

---

① 戴卫东.改革开放以来老年福利制度建设的经验与教训[J].武汉科技大学学报(社会科学版),2012(4):363-367.

经认识到人口老龄化将会给其承担的服务体系所带来的巨大压力,因此努力提升服务供给总量。这种总量的提升在一定程度上能够减缓迅速老龄化带来的冲击,但是由于这种相对独立的服务体系无法针对老年人口做出服务优化,一方面无法结合各部门的服务优势,导致资源浪费;另一方面在投入巨大成本的同时无法满足老年人口连续性的医疗、照护需求。为了解决这样的问题,各职能部门从各自的服务领域出发,以老年人口的需求满足为目标,开始向其他服务领域渗透。

(二)各职能部门服务领域的相互渗透

"十二五"期间是这种领域渗透的迅速发展期,以医疗卫生部门和养老服务部门之间的渗透最为明显。老年人口的强烈医疗需求与医疗卫生部门提供的医疗服务之间出现了严重的冲突,通过调整医疗服务的提供层次以缓解这种供需矛盾成为医疗卫生部门的选择,这也就促使医疗卫生部门的服务领域向养老渗透。相似的,老年人口对医疗服务的需求,也迫使养老服务部门扩展自己的服务领域。

(三)养老服务体系化发展与医养结合

各职能部门服务领域的渗透最终促成了养老服务的体系化发展和医养结合政策的出台,此时的养老服务体系无论在原则上还是在实践上,都已基本摆脱原有的部门分割逻辑,以老年人的需求聚合不同的服务提供方。而作为老年人最为突出的医疗需求和照护需求所催生的医养结合模式,更是能够同时结合医疗服务与照护服务的优势,最大限度利用资源满足老年人的需求。这一模式的出现,对于我国在 21 世纪面对老龄化问题具有重要意义。

第四章　生命理论与老年期健康研究

第一节　生命历程理论

生命历程理论(LCT)是兴起于20世纪初的理论,在20世纪60年代以后得到了迅速发展。该理论的基本思想是将个体的生命历程看作更强大的社会力量和社会结构的产物。更重要的是,该理论创造了一系列概念工具和分析方法,使这样一种理念能够比较有效地落到实处,不至于停留在假设层面。这样一种理念和分析方法使生命历程理论将社会学研究的微观视角和宏观的社会发展趋势联系起来①。

一、生命历程研究的源起

生命历程理论最早起源于美国芝加哥学派关于移民问题的研究,是社会学研究中广泛使用的一种跨学科理论。20世纪60年代,经济危机、越南战争、学生运动、民权运动等重大社会事件引起西方社会的动荡,个体的生命模式因此而受到严重影响。这促使社会学家去思考社会变迁与个人生命历程之间的关系,生命历程理论因此而迅速发展起来。它侧重于研究剧烈的社会变迁对个人生活与发展的显著影响,其基本分析范式是将个体的生命历程理解为一个由多个生命事件构成的序列,同样一组生命事件,若排序不同,对一个人人生的影响也会截然不同②。

生命历程理论虽然还是一个正在形成中的理论,却极其鲜明地反映了剧烈的社会变迁对个人社会生活的显著影响。生命历程大体是指在人的一

---

① 何惠亭. 新生代农民工就业流动轨迹及其政策研究[D]. 上海:华东理工大学,2015.
② 何惠亭. 新生代农民工就业流动轨迹及其政策研究[D]. 上海:华东理工大学,2015.

生中随着时间变化而出现的受到文化和社会变迁影响的年龄级角色①和生命事件序列。它关注的是人生经历、时间选择以及构成个人发展路径的阶段或事件的先后顺序②。

埃尔德将生命历程理论建立在五个关键原则的基础上：生命周期的发展、人类的活动、历史时间和地理位置、做出决定的时间以及相互关联的生命。作为一个概念，生命历程被定义为"随着时间的推移，个体所扮演的一系列社会定义的事件和角色"。这些事件和角色并不一定按照给定的顺序进行，而是构成一个人实际经验的总和。因此，生命历程的概念蕴涵着不同于统一生命周期阶段和生命跨度的年龄分化的社会现象。生命跨度是指生命的持续时间和特征与年龄密切相关，但在不同的时间和地点变化不大。

生命历程视角阐述了时间、背景、过程和意义对人类发展和家庭生活的重要性。家庭被认为是宏观社会背景下的一个微观社会群体——"拥有共同历史的个体的集合，他们在不断变化的社会背景下，跨越不断增加的时间和空间进行互动"。因此，衰老和发育变化是贯穿人一生的连续过程。因此，生命历程反映了社会和历史因素与个人传记和发展的交集，在其中家庭生活和社会变化的研究可以随之而来③。

纵观该领域的现状，对生命历程社会学的两个观点的区分是富有成效的。首先，它可以被看作一个更大的领域的特定分支，同时包括了人类发展学、毕生心理学、社会人口学和老年学。从这个角度来看，我们观察到了不同的倾向：一部分研究者想要将这些分支全部集中在一起，而另一部分则认为发展不仅可以通过以分析一系列分支领域间的区别获得，也是朝着一个

---

① 参见康岚所著《反馈模式的变迁：转型期城市亲子关系研究》一书（上海社会科学院出版社 2012 年版），康岚认为社会文化视角下由社会文化内涵规定的年龄地位（age status）可称为社会年龄，与历史分析视角下同龄群体（cohort effects）概念所规定的历史年龄共同决定了一个人在家庭中所扮演的"年龄级角色"。

② 董藩，邓建伟. 以生命历程视野看三峡库区移民[J]. 中国国情国力，2000（11）：38 - 40.

③ ELDER GLEN H. Perspective on the. Life Course [M]//ELDER GLEN H（ed.）. Life Course Dynamics：Trajectories and Transitions，1968 - 1980. New York：Cornell University Press，1985：587 - 588.

特定的理解生命历程嵌入有目的的行动①。第二个观点指向不同的概念和理论传统:主要是美国变体,它包含了发展传统,保留了对年龄组和年龄角色的结构功能主义分化的一些亲和力。除美国变体外,还有强调生命历程模式的制度成因和宏观背景的欧洲变体。

生命历程理论也向建构主义方向发展。2000 年,格布瑞尔姆(Jaber F. Gubrium)和荷斯坦(James A. Holstein)在他们的著作《构建生命历程》中没有将时间、顺序和线性视为理所当然,而是将他们的观点从对时间的经验描述中脱离出来。这改变了经验的形象和基础及其故事,突出了时间、顺序、线性和相关概念如何在日常生活中使用。它呈现了对时间经验理解的根本性转变,远远超越了多学科范式的概念,提供了与传统以时间为中心的方法完全不同的范式。时间概念不是命题的主要组成部分,而是被条分缕析,成为研究和建设性理解的焦点问题。

二、生命历程理论的演变

生命历程理论极其鲜明地反映了剧烈的社会变迁对个人社会生活的显著影响。在美国,生命历程大体是指在人的一生中随着时间变化而出现的受到文化和社会变迁影响的年龄级角色和生命时间序列。它关注的是人生经历、时间选择以及构成个人发展路径的阶段或事件的先后顺序。

生命历程的研究成果主要集中于四个领域:国家个人层面纵向数据库、制度语境对生命历程的影响、生命历程条件下的生命历程,社会破裂对健康的影响。另外还有四个领域,进展不那么明显:生命内部的动力和因果联系、发展的相互作用和社会结构的生命过程、理论发展和新方法。总的来说,生命历程在社会学研究中仍有很大的发展潜力。

三、生命历程理论的分析范式

生命历程研究法,又称生命历程视角或生命历程理论,是 20 世纪 60 年代在美国发展起来的一种分析结构、社会和文化背景下人们生活的方法。

---

① KOHLI MARTIN. The Institutionalization of the Life Course:Looking Back to Look Ahead [J]. Research in Human Development,2007(4):253－271.

这种方法的起源可以追溯到 20 世纪 20 年代的开创性研究,如托马斯(William Thomas)和茨纳涅茨基(Florian Znaniecki)的《欧洲和美洲的波兰农民 1918—1920》(The Polish Peasant in Europe and Americ 1918—1920)及曼海姆(Karl Mannheim)关于"世代问题"的文章。生命历程研究方法研究个人的生命历程,并研究早期事件如何影响未来的决定和事件,如婚姻和离婚、参与犯罪或疾病发生率,认为促进生命过程标准化的主要因素是由于对天花等传染病的遏制提高了死亡率。生命历程被定义为"个人随着时间的推移所扮演的一系列社会定义的事件中的角色",研究者特别关注的是个体及其所生活的历史和社会经济背景之间的联系,研究方法汲取自历史、社会学、人口学、发展心理学、生物学、公共卫生和经济学等领域。不过,迄今为止,从生命历程的角度进行的实证研究还没有形成正式的理论。

(一)生命历程的理论范式

作为一种分析范式,生命历程理论的发展大体经历了两个阶段——第一阶段是从 20 世纪初到 1940 年,此时伴随着美国经济社会的发展,农村人口大量涌入城市,带来了移民、青少年越轨、犯罪、家庭婚姻等诸多问题。社会学的芝加哥学派深入实践、广泛调研、著书立说,揭开了生命历程理论研究的序幕,如前提到的托马斯和兹纳尼茨基是这一时期的代表人物,两人合著的《在欧洲和美洲的波兰农民 1918—1920》也成为该理论的代表作。但当时该理论并未引起广泛关注,还遭到了新实证主义的排斥。第二阶段是世界大战再度爆发、世界性经济危机发生的 20 世纪上半叶,大批移民的出现以及后来朝鲜战争、中国"文化大革命"等重大社会事件的出现等等,使人们看到了社会事件与个人的生命历程之间的密切关联,于是 20 世纪 60 年代后,生命历程理论全面复兴,出现了雷德尔(Norman Ryder)、里雷伊(Matilda)、林顿(Linton)、斯通(John Stone)等一批代表人物,并出现了一批与之相关的学术组织[①]。

生命历程理论的基本原理大致可概括为四个方面:

一是"一定时空中的生活"原理。指个体在哪一年出生(出生组效应),属于哪一同龄群体,以及在什么地方出生(地理效应),基本上将人与某种

① 于慧.生命历程理论视野下我国学校德育衔接问[D].郑州:河南大学,2012.

历史力量联系起来。

二是"相互联系的生活"原理。指人总是生活在由亲戚和朋友所构成的社会关系之中,个人正是通过一定的社会关系,才被整合入特定的群体的,每代人注定要受到在别人的生命历程中所发生的生活事件的巨大影响。

三是"生活的时间性"原理。指的是在生命历程变迁中所发生的社会性时间(social timing),还指个体与个体之间生命历程的协调发展。这一原理认为,某一生活事件发生的时间甚至比事件本身更具意义,强调了人与环境的匹配。

四是"个人能动性"原理。指人总是在一定社会建制之中有计划、有选择地推进自己的生命历程。即使在有约束的环境下,个体仍具有主动性。人在社会中所做出的选择,除了受到社会情境的影响外,还受到个人经历和个人性格特征的影响[1]。

总之,生命历程理论关注整个生命历程中年龄的社会意义,研究社会模式的代际转换,研究宏观事件和结构特征对个人生活史的影响,尤其关注年龄效应、同龄群体效应、历史环境和年龄级变迁的效应[2]。生命历程理论的基本分析范式,是将个体的生命历程理解为一个由多个生命事件构成的序列。比如,一个人一生中会经历入学、就业、生育、退休等生命事件,这些生命事件按一定顺序排列起来,就构成了一个人的生命历程。生命事件发生的时间、地点和内容深受社会结构的影响,而前者反过来又会影响个体的角色扮演。这样,以"生命事件"概念为中介就打通了社会结构与个体社会化过程之间的关系。生命事件发生的轨迹,亦即先后次序,以及生命事件之间的过渡关系,是生命历程理论研究的基本主题。生命历程理论之所以确定这么一个研究主题,是因为:第一,同样一组生命事件,如果排列顺序不同,对人生的影响也会大不相同。比如,有这样一组生命事件:A. 上学,B. 丧父,C. 就业。如果按 A、B、C 的顺序排列,就意味着一个人毕业参加工作后才遭遇了丧父之痛,丧父这一事件对此人人生的影响是比较有限的,因为他已经

---

① 董藩,邓建伟. 以生命历程视野看三峡库区移民[J]. 中国国情国力,2000(11):38-40.

② 董藩,邓建伟. 以生命历程视野看三峡库区移民[J]. 中国国情国力,2000(11):38-40.

有了自己的收入,能够自立了。相反,如果是按 B、A、C 的顺序排列,就意味着一个人开始学业之前就丧失了父亲。早年丧父,显然会直接影响到他一生的成长。第二,生命事件之间是相互有影响的,这使得研究事件之间的过渡关系显得非常重要。在上面这个例子中,上学、丧父、就业这三个事件显然是相互影响的,我们只有在明白了这三个事件之间的过渡关系之后,才能真正了解它们对个体社会化过程的影响①。

人总是生存在一定的社会关系之中,用生命历程理论来说就是具有"生活的相互关联性(linked lives)"。这就告诉我们,生命存在于相互依赖之中,社会和历史对人的影响是经由这一共享的关系网络而表现出来的。居民一般通过亲属、朋友和其他社会关系来分享生活中的乐趣,分担生活中的苦恼,相互支持,减少风险。而迁移意味着切断了他们长期以来甚至是祖祖辈辈所建立的关系网络。他们迁到陌生的地方后,挈妇将雏,举目无亲,原来的关系网络不复存在,新的关系网络又未建立起来,遇到困难常束手无策,所以移民多有恐惧远迁的心理。即使迫不得已外迁,移民都强烈要求一系列落到实处的制度性保护②。

(二)生命历程的研究方法

罗伯茨(Robette)、布里(Bry)和莱利艾弗尔(Lelièvre)提供了一个与全局相关多序列相关的通用交互测量系统分析(GIMSA),使我们更接近于生命历程研究的中心问题——生活是如何随时间展开的。生命历程的一个长期挑战是将实证分析与生活课程概念和理论所提出的复杂性相匹配。这些序列方法的新发展使我们更接近于缩小这个差距。

生命历程研究将轨迹定义为角色和过渡的序列③。轨迹提供了对生命过程中更广泛的事件模式的动态理解,而更广泛的轨迹则为理解任何单一的过渡事件提供了重要的背景。例如,我们对工作过渡的理解,当我们了解

①　胡治宇. 大学生择业意识的社会学研究:基于贵州大学的实证分析[D]. 北京:中国人民大学,2012.

②　董藩,邓建伟. 以生命历程视野看三峡库区移民[J]. 中国国情国力,2000(11):38 - 40.

③　Elder G H,JOHNSON M K,CROSNOE R. The Emergence and Development of Life Course Theory[M]//Handbook of the life course. NewYork:Springer US,2003:3 - 19.

它所嵌入的工作生涯的更广阔的背景时,我们对它的理解就更深入了。另一方面,对过渡过程的分析与事件历史分析吻合得很好,因此对生命过程的早期定量分析大部分是通过对过渡的研究来掌握的。

在20世纪80年代和90年代,DNA测序用于社会学数据和问题的方法为生命轨迹的分析提供了关键的突破工具。序列方法,特别是最佳匹配方法,使我们能够提取复杂的信息的顺序和定时的多个事件,以确定较确切的一套理想的类型或序列。最近,多面序列技术得以开发,允许人们同时识别生命轨迹的多个方面。因为最突出的生命历程问题多集中在不同领域如家庭和工作相互作用的区间内,另一个重要的步骤是对生命历程的全面复杂性进行建模。

罗伯茨等人的论文还标志着另一个重大进展,即弥合生活历程概念和分析方法之间的差距。通过识别和比较二元体之间的序列,GIMSA扩展了一种分析生命轨迹的方法。生命历程的观点认为,"生活是相互依存的,社会历史影响是通过这个网络的共同关系来表达的"[①],同时它也向检验不同情境中的人们之间的轨迹提出了独特的挑战。最重要的是,由于相关联的成员的前后经历不同,构造一组适用于他们的序列可能比构造并行序列和寻找它们之间的规律性模式意义更小。正如罗伯茨等人指出的那样,在代际比较的情况下,父母和孩子长大的不同历史背景和向成人转变的性质,意味着一代人的序列可能不适用于另一代的序列。数据限制,特别是代际比较,也可能意味着不同类型的数据可同时供父母和孩子使用。对于具有灵活构造的平行序列的不同成员结成的对子,从中找出可以识别的规律,是解决这些问题的非常重要的方法。

轨迹方法对于我们对代际传递的社会经济地位和其他资源的理解有很大的帮助。

比较序列,如青少年过渡到成年或工作时期的能力,尤其体现在妇女就业方面,是非常重要的。基于劳动力流动性的变化形成,找对职业顺序的能力对于当代男女群体都很重要。关于其他资源或行为的代际传递的大量问

---

① Elder G H, JOHNSON M K, CROSNOE R. The Emergence and Development of Life Course Theory [M]//Handbook of the life course. NewYork:Springer US,2003:3 - 19.

题可以通过序列比较来进一步给人启发,包括家庭的形成、健康或健康行为,或时间和金钱的代际传递等。

这些方法的应用也远远超出代际关系。例如,比较夫妻之间生命序列的不同,可以反映广泛的关于家庭、性别和工作的问题,而兄弟姐妹之间生命序列的比较则使人能更清楚地理解家庭和个人在生活历程方面所受的影响。

动态地、联系性地、相互依赖地理解生活方式,可发现其具有可塑性,这将促进人们对生命历程理论的进一步阐述。构建二元成员结构的不同轨迹并搜索它们之间的规律性线索,使我们清楚地定义各种轨迹的边界,并识别区分一个轨迹与另一个轨迹之间不同的关键信息。所有序列方法都能从给定序列的适当时间框架的更大的理论关注中获益,包括人们对序列的持续关注时间和生命过程中的序列。在许多情况下,这是由数据的可用性决定的,但它所提供的灵活性拓展了研究的纬度,也提出了对理论指导的需求。

四、生命历程理论的融入性问题

在过去的30到40年间,生命历程研究已经成为一个研究人类生命从生到亡的跨学科研究领域,结合了人类学、人口学、经济学、社会学和发展心理学,社会学为其中重要的学科支柱。一种纵向和生命历程的观点在社会科学中已经广泛存在,纵向数据收集不仅正在激增,而且已成为量化社会科学现行的黄金标准。现在有关生命历程的研究已进入了成熟阶段,它究竟是已经成为常规研究,并融入分散的学科和专门知识中,还是仍然是在某种程度上知识统一的、进步中的领域? 截至2006年,生命历程的纵向研究仍被誉为科学界最具发展性和创新性的研究领域。

生命历程理论,通常称为生命历程视角,指的是研究人们的生活、结构背景和社会变化的多学科范式。这种方法包含了一系列学科的观点和观察,特别是历史、社会学、人口学、发展心理学、生物学和经济学。它尤其将注意力引向了个人生活与这些生活所展现的历史和社会经济背景之间的强大联系。有必要认清的是,生命历程的视角与其他相邻的研究领域之间有具体的区别。以下标准代表着一种新兴的共识:

生命历程研究认为,人类生活的变化(如个人特征的变化和群体的转变)存在于一生中很长一个时间段,例如从幼年到老年,而不仅仅是一个特殊的事件,例如进入婚姻或生第一个孩子或几个短小的阶段。还有一个有力的假设是,人们早先的生活对以后的生活最终有巨大的影响。

生命历程研究在一系列更大的群体中调查人类生活的变化,而不是研究一小部分人群,或是基于横断面数据(生活时间和历史时间)去研究该群体的变化。要将人生变化放在人的生活范围内进行研究,如在工作中和在家庭中,这往往意味着要运用跨学科研究方法。

生命历程发展被分析为个人特征形成和个体行为的结果,以及文化框架和制度及结构条件(涉及微观、中观和宏观层面的分析、构造和机构)形成的结果。

生命历程/队列分析对处于范式转变中的社会政策从治疗性干预模式转变为预防性干预模式至关重要。

五、生命历程研究的新趋势

生命历程方法已被应用于健康轨迹与变迁、健康脆弱性、移民职业健康等主题研究。它在其他领域也变得越来越重要,例如个人的童年经历对其学生时期行为的影响,或对老年时期体育健身活动的影响。近来对生命历程研究的发展进行的清点展示了该领域过去的成就、未来的潜力和久存的不足。在此基础上,我们可以得出近来关于研究趋势的不同观点:

几十年来,生命历程研究是一个渐进的领域,但现在已经完成了其目标,已经定妥并成为常规研究。它已融入其他专业,是应用科学的一部分。

在生命历程研究的领域中,有三种受到特别重视的统计模型:结构方程建模、事件史分析和增长曲线分析[1],在取得了特别是数据收集、指定微观层面的因果机制和政策研究等方面的各种重大成就后,生命历程研究进入了停滞不前和再分散的阶段,建立一个新的跨学科的统一领域的理念尚未实现。

生命历程理论作为一个研究领域,其成果仍然是积累中的,其发展是渐

---

① 包蕾萍,桑标. 习俗还是发生?:生命历程理论视角下的毕生发展[J]. 华东师范大学学报(教育科学版),2006(1):49 – 55,62.

进的和创新的,纵向数据的收集仍未获得成果,跨学科的研究尚未开展,而且急需方法上的突破。

直到 20 世纪 70 年代,社会科学的实证黄金标准都是横断面调查法及其衍生发展方法——复制调查传统,如美国综合社会调查。自 20 世纪 80 年代以来,对个人和家庭的前瞻性纵向研究,分组进行的收入动态研究,健康和退休调查等方面,德国和英国的研究专家已形成了新的黄金标准,并在其国内推进了具有代表性和前瞻性的队列研究。多年以来,他们建立了数据库,这些数据库现在可以对很长一段时期内的大量代表性人口样本进行观察,并可以收集到越来越多的新样本。此外,最初针对高中生开设的研究课题,如研究对象为青少年健康或威斯康星州纵向研究的年轻人样本,也开拓了全新的研究范畴。

在 20 世纪 90 年代,许多纵向研究集中在单一的生活领域(例如世界生育率调查与家庭和生育率调查)和特定生命阶段(例如退休和健康研究)。而最近的纵向研究则涵盖了越来越多的生活领域和生命阶段,并且囊括了心理测量和生物标记方法,这使它们超越了传统的社会科学变量范畴。迄今为止,尽管只有英国完全将全面的长期研究制度化,并且将家庭小组与单一队列研究和相应的研究机构结合了起来,但许多其他国家也涉足了这个完整研究计划的重要部分。例如,德国设立了前瞻性社会经济专家组和回顾性多元化德国生活史研究项目,并且目前正在启动两套前瞻性同期群连续调查(PAIRFAM 和国家教育面板数据研究)。在瑞典,生活水平研究(Level of Living Study)已经拓展到了关于生活史的研究范畴。日本也正在筹划着一项重大的生命历程研究。

纵向数据的获得大大推动了生命历程的研究条件,这对潜在的数据使用者来说相当于经过了充分的训练。从本质上讲,纵向数据收集往往推动跨学科工作,或鼓励多个专家和多个学科参与其中。如在整个生命历程研究中,早期婴儿医学专家和心理学专家就联合了青少年和学校教育专家,他们后来又与培训、劳动力市场和家庭构成专家以及老年医学专家和老年病学专家联合在了一起。这种多学科联合研究的例子还有许多。

一个研究领域的成熟,意味着其早期的程序化陈述和说明实证实例正逐渐被一系列精心设计的研究、数据收集、理论建构、证据累积及理论证明和修改所取代。鉴于此,生命历程社会学已经超越了初始阶段,但仍有很长的路要走。

(一)生命历程和机构制度

自20世纪70年代以来,人们一直担心生命历程是否已经或多或少地被制度化了,如家庭生活的多元化、程式化的求学与工作经历,从幼儿期向成年过渡的各个阶段,以及从工作到退休的过渡阶段,都在日益模糊。后来,早先关注生命的有序性和无序性及其基础的研究得到了更有成效的补充,它们有关组织化和社会政策,对生命过程结果具有十分具体的影响[①]。长期的历史比较是第一种研究传统的标志,第二种是正在激增的跨国比较方式。

在一系列跨国研究合作与跨国分析相结合的卓越研究中,布洛斯菲尔德(Hans - Peter Blossfeld)及其同事的论述系统地涵盖了生命历程的各个方面,如教育和婚姻市场、夫妻的职业生涯、青年劳动力市场、女性和男性的职业发展及晚期职业生涯。这些研究都依赖于个人层面的纵向数据。

无论是在国家之间还是在国家内部聚集机构体制都是对生命历程结果的制度条件进行概念化的富有成效的方式,而生命历程制度是否是构建和分析这些结果的有效方式,是非常有争议的。研究者们认为,新政治经济与比较生命历程研究的联合可能取得丰富的成效。格鲁诺(Grunow)将德国和丹麦的两个国家的男性和女性的职业生涯轨迹进行了对比;迪普雷特(Diprete)将德国、瑞典和美国的生命历程风险与离婚、失业和贫困的差异进行了比较;甘格尔(Gangl)对德国和美国关于失业的疤痕效应进行了比较,还对德国、瑞典和美国关于家庭政策对女性职业影响进行了比较。

(二)生命历程和突发性制度变迁

生命历程传统的特点是,其主要议题是不同历史时期中生命历程模式的变迁以及历史环境对生命历程结果的影响(周期效应)。一些研究者倾向于使用现有的数据集来拓展研究的广度(例如比较出生队列),即关于向成年过渡、工作和职业生涯转换以及收入轨迹。埃德勒在2004年先后与麦克莱恩(Maclean)合作,延续了他本人关于第二次世界大战军事动员对健康、

---

① KOHLI MARTIN. The Institutionalization of the Life Course:Looking Back to Look Ahead [J]. Research in Human Development,2007(4):253 - 271.

婚姻生活、犯罪和职业发展影响的研究。希尔曼(Hillmen)和迈耶(Mayer)于 2004 年比较了西德 1941 年和 1971 年的出生人数,并指出政策干预可以如何抵消队列规模对训练机会的影响。

1998 年,埃亚尔(Eyal)等人提出了一个关于这些国家是如何同时在制度层面和个人生命历程、家庭和户口层面上进行转变的理论。2006 年迈耶简要而系统地说明了生命历程是如何扮演着这些转变的媒介、机制和结果的角色的。还有中国学者研究了"文化大革命"对(延迟)教育、职业成就和收入的影响,以及中国就业转变中的队列差异。由前社会主义国家转型带来的突如其来的制度破裂,为生命历程研究提供了一个研究生命周期与历史时期关系的新的应用地和试验场。突发性制度变迁为生命历程理论的几条原则提供了一个关键性的实验:关于生命早期固定化的常见假设是产生于过渡到后社会主义的过程中的吗? 是起源系统和目的系统的制度印记从根本上改变了生活,还是旧体系塑造的生命历程投射到了新时代? 在新的形势下,前者是以何种方式作为约束和资源的? 在适应的意愿和能力方面是否存在年龄依赖性? 尽管存在重大干扰,其仍存在连续性,那么连续性的来源是什么?

迪尔瓦德(Diewald)等人于 2006 年追溯了东德变革的后果,并阐明了他们的研究结果可能对生命历程的一般理论产生的影响。连续的事件史研究比横断面比较研究或小组研究展现出了更强的动荡。先前的资格、技能、性别和年龄在制度破裂后仍在人们生命的轨迹中扮演着最重要的角色。先前的政治资本(党员身份和职能)并没有增加失业风险,但导致了人员的上行和下行流动。制度过渡后,以前的自由职业者出人意料地表现不佳。之前的个人经历(例如职业灵活性)并没有预示其后来的工作轨迹。在 6 到 10 年的时间里,职业和家庭的关系非常稳定(尽管或因为动荡而稳定)。在转型时期,50 岁左右的人积累了消极的经验——这是这个时期出现的令人意外的现象。

东德统一的经历也为希伯雷森(Silbereisen)及其同事研究家庭收入损失对青少年抑郁情绪和越轨行为的影响提供了背景。建立在西德和波兰的比较工作和埃尔德的工作基础上,希伯雷森的研究表明,与西德形成鲜明对比的是,东德家庭收入的减少并没有导致从一家之主到孩子的情绪低落。

与20世纪80年代的波兰类似,人们并没有将经济困难归咎于自己,而是归咎于了集体。

(三)跨学科研究的潜力和局限:生命历程社会学和生命周期心理学

人们可能期望在研究生命历程中发展因素和情境因素之间的相互作用的领域出现越来越多的跨学科合作。虽然这显然是早期研究项目中的主要假设之一,但在结合生命历程社会学、生命心理学和相关学科的研究中,人们可以看到衰落多于增长。在如何达成这些合作以及如何开发综合研究设计方面,依然存在着基本的问题。

在分析方面,有些学者认为,对于由这些制约因素导致的基因、身体和心理上对人们生活方式的限制以及个体差异不仅不可忽略,而且其与由社会文化差异导致的决定因素相比是显著的。显然,很难评估这种相对权重,尽管人们至少可能会提出这样一个假设,即在整个进化过程中,社会和文化建设的重要性往往会相对增加,而人的内部因素的重要性将逐渐减弱。然而,与此形成鲜明对比的是,黑克豪森(Heckhausen)在1999年提出,生命历程中的心理调节模式应该比结构或制度约束更重要。黑克豪森对外部和内部监管进行了区分:外部监管相当于法律制裁、群体压力或组织规则等社会条件;内部监管则相当于与适应和应对方式或实质偏好相关的相对稳定的心理倾向。黑克豪森称:"几个世纪以来,通过社会力量的外部强制逐渐转变成行为的内在规则和规范。这种内化的过程使得外部社会强制执行的需要已然过时了。"其立场即生命历程已经变得非制度化,而关于正常生命历程的认知质性记录正变得越来越重要。

历史论证一开始看起来似乎很有道理,但考虑到规范导向的作用,人们可能会怀疑它对现代生命历程的适用性。根据迈耶1986年提出的观点,从17世纪到19世纪,指导生命历程的强有力的内部规范是适当和广泛的,但是在现代社会中,这些规范会失调,因而需要灵活的适应调整。

一个罕见的例子是,可以凭经验检验心理分析在生命历程过程中所起的作用,以及研究对象是否能够适应不断变化的社会环境,即东德从一个社会主义社会向市场经济社会形态转变。事实上,心理学家认为,在突然发生变化和动荡的时期,人格特征应该会显示出最显著的特征。在对柏林墙倒塌后东德转型期间当地人的生命历程进行研究时,迪尔瓦德等人首先研究了 1989 年之前以及 1989—1993 年之间不同年龄、不同职业经历的人群是如何控制信念、控制生存策略和自尊感受的。2006 年,迪尔瓦德测试了控制信念是否对 1989 年至 1993 年间的失业、下行、上行和职业转变产生了净影响。值得注意的是,控制认知在防止失业方面发挥了重要作用,但对上行和下行流动没有显著影响。对于内部控制和宿命论这两个变量,只有宿命论展现出其影响,并且只影响了四个因变量中的一个变量:失业。一般来说,这些研究的证据表明,心理倾向往往被(在这种情况下是戏剧性的)生命历程事件所改变。无论如何,要想新兴的有关于不同生命历程的社会学与对宏观社会环境和人类发展之间的联系的研究相匹配,还有很长的路要走。

六、生命历程研究中的新视角

（一）生命历程的健康问题研究

生命历程社会学及相关领域中发展最快的研究领域,是涉及健康问题的发展轨迹、针对特定年龄的健康风险暴露的机制,以及这些风险的影响中与年龄有关的差异的分析。这是一个重要的领域,不仅是因为它近年来发生了非同寻常的增长,还因为它对整个生命历程中运作机制问题的潜在贡献,以及整个过程与宏观结构结果之间的关系。

我们从越来越多的相关研究中都可以找到关于健康和生命历程的文章,以林奇(Lynch)在 2008 年发表的一篇题为《生命历程视角中的种族,社会经济状况和健康》的文章为代表,它将实体理论、先进统计技术和纵向数据相结合而取得了突破性进展。研究涉及人口早期生活条件与晚年健康、发病率和死亡率之间的联系,以及不同社会阶层、教育和收入对健康风险的具体年龄差异。在此背景下,生命历程框架已经成为了解社会经济不平等与健康之间关系的主要途径[①]。除此之外,还有许多的研究成果都涉及了与年龄有关的健康风险及其对研究对象后续生活的影响。

关于健康结果的变量选择,现有研究处理的范围非常广泛,甚至还涉及一些特殊的具体细节:抑郁症、心理健康、慢性病、心血管疾病、残疾、自测健

---

① YOAV BEN – SHLOMO, DIANA KUH. A Life Course Approach to Chronic Disease Epidemiology:Conceptual Models, Empirical Challenges and Interdisciplinary Perspectives[J]. International Journal of Epidemiology,2002(31):285 – 293.

康、婚姻幸福感、肥胖、压力、身体活动、口腔健康、住院、认知能力、乐观/悲观等等。在生命历程条件下,更多的自变量集中于父母教育和个人童年及青春期的社会经济地位。

一些研究着眼于不同社会群体的健康轨迹或变化[①]。与后一种研究一脉相承,豪斯(House)等人在2005年报告了一系列基于美国人生活变化研究的四批数据,这些数据跨越时长为15.5年(1986—2002年)。研究者通过应用多元回归分析和生长曲线分析得出了结论:这种社会经济差异在研究对象健康状况方面造成的后果在成年初期较小,从中年到老年时变大,并在晚年再次缩小。研究者发现:在控制了死亡率以后,受教育程度较高和富裕的人群中,功能障碍的发病率远远高于弱势群体。豪斯和她的合作者将这类健康轨迹的不同归因于社会心理、环境和生物医学风险以及福利支持方面的差异。他们还从年龄切片纵向分析中得出结论,观察到的模式更多的是社会经济条件影响健康结果,而不是相反的因果关系。最后,他们根据人口教育差异对研究对象中老年期健康状况的影响确定了队列的变化。

鉴于在整个生命历程中健康方面所体现的社会经济不平等的证据越来越多,人们越来越关注起了解释这些差异的机制。2005年,豪斯等人发现受教育程度可以解释人口功能残疾发病的年龄,而收入对其人生发展的影响更为显著。2008年,林奇发现教育对群体健康的直接影响较弱,而收入水平对健康的间接影响则不断增加。沃纳和海沃德(Hayward)在2006年得出的结论是,早期生活状况差异对黑人和白人男性死亡率的影响主要是通过教育和职业成就来实现的。相反,威士曼(Walseman)等人于2008年表示,即使在控制成人教育程度之后,早期教育的缺点也会在黑人和白人的成年早期产生不同的健康轨迹。

2008年,帕洛尼(Palloni)和他的合作者回到了早期健康状况是否影响和如何影响中年人社会阶层地位的问题上。通过对文献的系统研究,利用英国国家儿童发展研究的纵向分析以及蒙特卡洛模型得出结论——早期父母对儿童健康的形成的影响只占父母与子女社会阶层关系的十分之一。同

---

① ELSTAD J I,KROKSTAD S. Social Causation, Health – selective Mobility and the Reproduction of Socioeconomic Health Inequalities over Time:Panel Study of Adult Men[J]. Social Science and Medicine,2003,10,57(8):1475 – 1489.

样,他们证明早期健康状况对成年期社会经济健康梯度的贡献微乎其微。然而,鉴于父母营造的环境对儿童健康有巨大的影响,他们强烈主张,早期健康与后期社会阶层的联系不应仅仅被视为一种选择效应,还应被视为社会不平等再现的一个关键机制。

在生命历程新兴研究方向的指引下,我们也许更应该关注基因和其他生物过程在生命历程轨迹中的作用。尽管生命历程心理学更倾向于将理论观点和研究设计与生物学特别是行为遗传学相结合,但生命历程社会学往往忽视了社会事件和社会变迁时机的生物学基础。这一领域的工作一度是概念性和纲领性的,但在重新开启生物学与社会科学之间的对话时,生物生活史与社会生命历程的相互作用可能形成了特殊的研究领域,而最有前途的领域之一就是对青春期行为的激素效应的研究。

(二)生命历程理论的不足及新的方向

与其他关于人类生活的学科形成鲜明对比的是,生命历程社会学研究尚缺乏一套完整的理论体系。例如,经济学有投资/回报理论来解释基于理性选择假设的整个生命历程中的行动;人力资本理论与消费储蓄生命周期理论;生命周期心理学有两个基于理性选择前提的相关理论:A.选择、优化和补偿,B.作为自我调节过程的同化和适应(或主要和次要控制)。行为经济学发展了直观的时间折现理论,但它的一部分内容缺乏经验证实。生物学当然拥有一套完善的成熟和衰老理论,而生命历程社会学中却没有任何类似的理论。固然,生命历程的社会学研究有一套方向或启发式的视角——这是一系列相对完整的概念,包括年龄标准、时间依赖性(事件、状态和持续阶段)、转变和轨迹,还有转折点。后来出现了一些关于早期发展经验对长期的生活影响的重要性的理论,比如卡斯皮(Caspi)和莫弗特(Terrie Moffitt)对犯罪的持续性/抑制性态度、科尔曼提出的社会资本范式,还有恩特威斯尔(Entwisle)提出的学校效应的转换模型等。

由于人类生活于其中的社会结构不是仅有一种机制,更是在微观、中观和宏观层面上有多种多样的运作的机制,人们可能会认为一套简单的、统一的生命历程社会学理论根本不可能存在。然而缺乏解释的理论只是生命历程研究中的大部分模糊论述的成因,而不能解释生命历程研究的可证实性。

上述研究论述了在生命历程中产生增加或减少优势情况的两种机制。一个来源根据投资/收益模型或风险敞口模型在个人层面上运作并发挥作用。另一个来源在队列层面上运作,即由于队列相关的刺激、经验和事件,群体一生中的内部不平等日益加剧,其中最剧烈的是内部竞争。内部竞争加剧通常是由供需平衡转变引起的,例如改变合作社规模。

长期以来,有关累积优势和劣势的想法不过是一个象征。这一情况由于迪普雷特和艾里奇(Eirich)的努力而出现了一定程度的改变,他们从形式上确定了基础的增长过程。费拉罗(Ferraro)及其同事在2009年为区分产生累积优势的机制和产生累积劣势的机制提出了强有力的论据。但是,在区分缺点和障碍方面,仍然没有足够的明确性,例如应当明确区分目前不好的状况和会导致不好结果的状况,而不是单论目前状况好还是不好。还有一个令人困惑的问题是人们经常观察到的在老年人口中高龄组内,不平等的情况减少,这只能部分地通过选择性或选择性死亡率来解释。

(三)生命历程研究的新算法

生命历程社会学的兴起,很大程度上是因为事件史分析方法的引入,然而,由于参数模型在实际应用中的应用很少,所以最广泛的应用,如分段常数指数模型,就顺利进入了统计因果模型的主流。这一趋势因将纵向分析纳入更普遍的多层次分析框架而更加突出。1997年,萨菲尔德(Suffeld)和罗威尔(Rohwer)就对生命历程分析作为指定和检验因果假设的工具进行了论证。2004年,比利亚里(Biliari)和菲利波夫(Rhillipou)应用了联立方程模型研究母亲和子女教育的关系,以更好地解释未观察到的异质性。

根据一些研究者提出的关于最佳匹配分析的主张的基本批评,21世纪初有些论文提出优化序列分析。对最优匹配的主要反对意见是其缺乏验证方法,在处理丢失和删除的数据方面存在缺陷,以及无法处理数据中复杂的相互依赖关系。提出补救办法的研究建议以提高距离成本的可解释性,以分段比较的方式导出基于数据的转换成本,处理缺失数据,考虑流程方向,并提供替代的序列分析方法,而不是追求最优匹配。

通过潜在类模型聚类分析是另一种试图得出生命历程的总体类型的尝试。令人失望的是,在大有可为的数据挖掘和可视化方法领域,仍旧进展甚微。增长曲线模型的应用案例在近期急剧增长,一方面表现为模型轨迹的刻画,另一方面也充分考虑了因果关系的探索。舒伊(Shuey)和威尔森(Willson)已在2008年将潜在增长模型应用于健康轨迹中的种族差异。

另一个发生方法论创新的领域是生命历程行为的总体结果解读。有研究者提出了一个令人信服的解决方案来估计年龄、阶段和队列(A - P - C)的影响。

在强调生命历程研究的近期趋势时,我们发现,总共有四个可以观察到其进展的领域:(1)发展和提供国家个人层面数据的纵向数据库;(2)研究机构背景的跨国差异对生命历程的影响;(3)社会崩溃对生命历程的影响;(4)健康与生命历程之间的关系。此外,我们还观察到有三个领域中的研究正在蓬勃兴起:(1)对人类较长生命时期的内部动态和因果联系的研究;(2)对发展的心理过程与社会嵌入式生命历程的相互作用的研究;(3)超越了概念和启发导向的理论发展以及新的研究方法的提出。

两个有争论的观点是"任务已完成"还是"准备兴起"。根据第一种观点,该领域成功地向许多社会学专业研究者灌输了生命历程和更充分的纵向分析方法,并对概念化、测量和因果分析产生了重大影响。因此,它已经重新整合并成为一项例行,也不再是人们真正需要的专业领域了。根据第二种观点,不仅该领域中的主要任务仍待解决,而且鉴于新近存在的数据来源,新的方法和潜在的理论发展可以也应该得到实现。

生命历程研究仍然需要完成以下目标:第一,在整个生命中对较大样本进行连续观察的基础上,人们应该能够解决以下问题——在多大程度上、哪些领域,其后果是在生命的早期就已形成的,或者说生命方向的重大变化在生命周期成年和晚些时候是如何发生的,以及在多大程度上发生的。第二,还没有各国的政治经济的体制背景以及社会政策影响生命历程的比对研究。第三,心理倾向及过程与社会建构生命历程之间的相互作用,仍有待系统的调查和充分的数据和研究设计。第四,我们几乎不知道生命历程的内在动力以及生命历程的发展和社会组成部分的相互作用是如何变化的,以及它们是如何被制度和社会政策的宏观背景所塑造的。从这个意义上说,生命历程社会学研究目前仍然处于起步阶段。

第二节　生命周期理论

一、生命周期研究的起源

1950 年,在华盛顿特区召开的白宫儿童会议上,琼·埃里克森(Joan Erikson)和爱利克·埃里克森(Erik Erikson)共同提出了人类生命周期的心理社会理论,即生命周期理论(Life Cycle Theory)。它的前提假设是:有八种基本力量随着我们的生命历程逐渐显现,每种基本力量都是在特定时间出现的发展性冲突的产物。在当时,琼·埃里克森有感于日渐科技化的社会对人类感觉的忽视与滥用,并且在艺术创造中获得了对生命周期八阶段理论的全新理解。在《智慧与感觉:通往创造之路》(*Wisdom and the Senses:The Way of Creativity*,简称为《智慧与感觉》)一书中,琼·埃里克森借助隐喻,将人生比作一次编织的过程,为我们生动地解析了人类生命周期的八个阶段。值得注意的是,在该书中,琼·埃里克森对各个人生阶段孕育的矛盾元素——不信任、羞愧和怀疑、内疚、自卑、角色混乱、孤独、停滞、绝望——进行了辩护。

琼·埃里克森对身体感觉在心理发展的各个阶段中所扮演的角色进行了探讨。通过类比和隐喻,她找到了艺术创造与自我塑造之间的"阿里阿德涅之线",认为个体对自我的塑造是最具创造性的活动。她认为积极参与创造性活动是人类发展和永葆活力的主要来源。《智慧与感觉》一书本身就是创造性活动的成果。她还创造性地借用编织工艺对生命周期中的各个阶段进行了解读。正如她所说,创造性的活动将我们引向了通往智慧的旅程。

生命周期理论关注个体发展、研究个体发生,简单地说就是:从摇篮到坟墓。这一理论的一个关键假设是:发育不会在成年期结束时停止[①]。研究人员和理论学者假设生命中的每个主要阶段都有自己的特点、发展挑战和成就,适应性过程在生命的所有阶段中起作用。这种理论取向侧重于个人

---

① BALTES P B,LINDENBERGER U,STAUDINGER U M. Life‐span Theory and Developmental Psychology[M]//LERNER R M (ed.). Theoretical Models of Human Development. New York:Wiley,1998:569‐664.

发展,特别是依附于家庭发展的个人成长。它是个人发展与他人发展的比较,是个人在不同时期的社会经济地位或健康特征的比较。

当然,如前所述,生命周期理论的讨论范围是"从子宫到坟墓",包括所有与家庭有关的问题,即家庭生活过程理论,如一个孩子出生、阿尔茨海默氏症的发展、宏观层面的政治和经济问题等,它们同时影响个人和家庭,其研究贯穿人类一生的发展历程关注的无论是个人还是群体,这使得这个理论明显不同于关注家庭生活历程为研究视角的理论。

其次,生命周期理论能够有效拓展其他学科有关于家庭与人类发展科学的相关视角。举例来说,这种理论方法在联系理论的方式上异常严格,它结合了整个生命周期的方法论以及在生命跨度上研究的实质性问题。从理论演变过程来讲,生命周期理论已经从以描述为主的发展期(20 世纪 40—50 年代),演进到 20 世纪 70 年代更多聚焦于尝试寻找决定性机制的发展趋势。家庭生命周期理论也经历着类似的转变,它是从对生命历程理论的强调演变而来的家庭的生命周期,以更全面的视角来审视家庭发展与变化的原因。

二、生命周期理论的分析范式和理论要素

生命周期理论认为,生命周期中的主要事件通常由有机体的人口学特征决定。有些人的变化比其他人更明显,以身体变化为例,幼儿牙齿爆发的时间段就比较有代表性。某些事件例如妊娠期长度可能在同一个物种中的个体之间几乎没有差异,但其他事件可能在个体之间显示出很大的差异,例如首次生殖的年龄。

生命周期可分为两个主要阶段:生长和繁殖。这两者不能同时发生,所以一旦复制开始,生长通常就会结束(生命开始走下坡路)。这种转变很重要,因为它也可以影响有机体生命的其他方面,例如其群体的组织或其社会互动。

每个物种都有自己成长的模式和一些生命事件发生、发展的次序排列,这通常被称为个体发育。进化就在这些阶段中完成,以确保有机体适应其环境。例如,人类在出生和成年之间,将经历各种各样的生命阶段,包括出生、婴儿期、断奶期、童年和成长期、青春期、性成熟和生殖期,所有这些都是

以特定的生物方式定义的。

生命周期(Life Cycle)的概念应用很广泛,特别是在政治、经济、环境、技术、社会等诸多领域经常出现,其基本含义可以通俗地理解为"从摇篮到坟墓"(Cradle－to－Grave)的整个过程①。生命周期理论主要包括以下理论要素:(1)规范的发展变化。例如,人格发展或认知能力的典型过程是什么?发展还是变化?(2)个体间在发育变化上是否存在差异?(3)个人内部的变化和一致性发展(例如,什么是过程)、自尊或倾向的发展是基于个人成长中的风险吗?这些东西是一致的吗?随着时间的推移,他们的特征是否会呈现"发育可塑性"的凸显?② 重要的是要注意到这上述三点适用的各个生活阶段的跨度(如婴儿期、青春期、老年或者整个生命周期),看其产生一致性或变化的机制是什么。

与生命历程理论一样,生命周期理论也是基于时间的理论方法。需要注意的是,在这里,时间实际上只是一个描述在此期间发生的所有事情的概念,就像年龄也并不能解释一切一样。还有其他一些理论例如社会学习理论或社会交换理论都可能暗示或做出一定的假设,并表明:个体会随着时间的推移而改变,发展变化的概念不是整体的一个组成部分。

三、生命周期理论在研究中的运用

朔恩(Schoon)等人将生命周期发展的概念、视角与生态学理论、发展文脉主义和发展语境论相结合,研究儿童时期社会经历与其持续的社会关系和学业成就以及在成年期社会风险之间的关系(发展文脉主义把人的发展看作个体和个体之间的动态互动,其结果是改变环境)。该研究使用路径分析和多元回归来解释一个复杂的发展轨迹占生命跨度的比重。

另一个我们必须提到的关键特性是朔恩等人在生命周期理论观点和研究方法选择之间所取得的突破:他们收集的数据基于对单个个体的纵向研究,即跨越一个重要的生命周期。如果没有纵向数据,则研究中提出的问题就无法得到解答。

① 苏国强.生命周期理论与中国农村妇女的生命文化周期探构[J].社会工作下半月(理论),2010(2):63－64.

② 发育可塑性是一个用于个体发生研究的总称表示某物的可塑性或可变异性是多少。

　　基于生命跨度、发育和家庭生活历程,不稳定的家庭(不连续和不完整的婚姻)对儿童个体心理健康的影响会贯穿其一生,而不仅仅是童年早期。马克(Mark)和兰伯特(Lambert)的研究反映了重要的生命周期发展概念,包括生命事件的时间、顺序、背景和某些发展。注意,除了整体理论,马克和兰伯特的研究与朔恩等人的研究还有两个共性特点:首先,都使用纵向数据来回答发展问题;其次,对这些纵向数据的分析,并没有被复杂而华丽的统计分析模型所掩盖,两项研究都能够很好地解释数据的结果和理论在此类研究中的指导作用。但是,这也确实为后来的研究者提出了更高的要求:对生命周期的研究不仅仅需要长期跟踪的数据搜集(多个研究样本跨越生命周期追踪与累积),更需要能够解释和处理这类数据的更先进的统计方法的运用。值得庆幸的是,这样的数据和分析方法确实有助于发展研究水平的提升。它们为研究提供了更直接的答案,这反过来允许更直接的测试理论(即解释和理解)存在。

第三节　生命史理论

一、生命史的概念及分析框架

　　生命史[①]研究是一种对人们的生活经历进行详细了解和分析的研究方法。就是说,所有生物都遵循其发育的特定顺序,以母体的妊娠为开始,到个体的死亡结束,这被称为生命周期。而介于两者之间的事件通常包括出生、童年、成熟、繁殖和衰老,这些事件共同构成了该生物的生命史。

　　生命史理论(LHT)是一个分析框架,旨在研究世界各地不同生物使用的生活史策略的多样性,以及生命周期变化的原因和结果。这是一种生物进化理论,旨在通过参考生命历史,包括它们的生殖发育和行为、寿命和生殖后行为的方式来解释有机体解剖学和行为的各个方面。生活史策略是"年龄阶段的特定生活模式"以及构成有机体生命的事件的时间点,例如出生、断奶、成熟、死亡等。这些事件,特别是青少年发育、性成熟、首次繁殖、

　　[①] 有的研究中也称为生活史,这两个概念的侧重应有区别,但在本书中不做详细的区分,根据文意交替使用这两个概念。

后代数量和父母投资水平以及衰老和死亡等,取决于有机体的物理和生态环境。

该理论发展于20世纪50年代,用于回答有关生物体大小、成熟年龄、后代数量、寿命等问题。为了研究透彻这些问题,必须确定生活史策略,然后构建模型来研究它们的影响。最后,对这些策略的重要性和作用进行预测,科学家利用这些预测来理解进化是如何影响生物体生命中历史事件的排序和长度的,特别表现在繁殖期、生命周期和生命跨度方面。生活史理论借鉴了进化论的理论,研究了自然选择对生物体的影响,无论它发生在其一生中还是在几代人之间。它还使用进化适应度量来确定生物是否能够最大化或优化这种适应性,通过在整个生物体的生命中分配资源来满足一系列不同的需求。它可以作为进一步研究"生物及其世界的多层复杂性"的方法被加以利用。

二、生命史的理论要素和理论特征

(一)生命史理论的理论要素

在生命史理论中,一般认为有七个重要的理论要素,或者说是对于任何特定生物体而言被视为最重要的特征。该特征的变化在该生物体的适应水平中产生最显著的差异。从这个意义上说,有机体的适应性取决于其不断变化的生活史特征。进化力量对这些生命历史特征的作用方式有助于限制生命历史策略的遗传变异性和遗传性,尽管世界上仍存在大量变种。

这七个理论要素或特征为:(1)出生时的大小;(2)增长模式;(3)成熟时的年龄和大小;(4)后代的数量、大小和性别比例;(5)特定年龄和规模的生殖投资;(6)年龄和特定年龄的死亡率;(7)生命的长度。

这些生命史特征和生活事件的组合创造了生活史策略。例如,拉提洛特(Lartillot)和德尔苏克(Delsuc)在研究中就借用了温米勒(Winemiller)和罗斯(Rose)在研究鱼类时提出的三种类型的生活史策略:机会主义、周期性和均衡。这些类型的策略是由鱼的体型、成熟年龄、高或低生存率及它们所处的环境类型来定义的。在生活事件中发生的行为类型也可以定义生活史策略。例如,剥削性生活史策略是生物体通过使用比其他生物体更多的资源或通过从其他生物体获取这些资源而获益的策略。

（二）生命（生活）史的理论特征

生活史特征是影响生物体生命表的特征，可以想象为对生长、繁殖和生存的各种投资。

生活史理论的目标是理解这种生活史策略的变异。这些知识可用于构建模型，以预测在不同环境中哪种特性会受到青睐。这些特征的变化反映了个人资源（时间、精力和能量消耗）对竞争生活功能的不同分配。对于任何给定的个人，任何特定环境中的可用资源都是有限的，用于一个目的的时间、精力和能量消耗必然减少另一个目的的时间、精力和能量消耗。

生命史研究的工具则包括数学建模、数量遗传学、人工选择理论、人口统计学、最优性建模、机械方法、马尔萨斯参数。

三、生命史理论分支

（一）生殖价值学说

生殖价值模拟了生殖、成长和生存之间的权衡。有机体的生殖价值（RV）被定义为通过当前和未来的繁殖对人口的预期贡献，以公式表现为：

$$RV = 当前繁殖 + 剩余生殖价值（RRV）$$

剩余生殖价值（RRV）代表了生物体通过其对增长和生存的投资而未来的繁殖。

繁殖成本假说（预测），当前繁殖的更高投资会阻碍增长和生存，并减少未来的繁殖，而增长投资将在更高的繁殖力（产生的后代数量）和未来的繁殖事件中得到回报。这种复制成本权衡会影响主要的生命史特征。该研究发现，为当前繁殖分配了太多资源的个体也具有最短的寿命。这反映了当前繁殖的过度投资是如何降低残留的生殖价值的。

在早期，剩余生殖价值通常很高，有机体应投资于生长，以增加晚年的繁殖。随着有机体的老化，这种增长投资逐渐增加了当前的繁殖。然而，当生物体变老并开始丧失生理功能时，死亡率会增加，而生殖力会下降。这种衰老将繁殖权衡转移到当前的繁殖：衰老的影响和更高的死亡风险使当前的繁殖更加有利。生命后期繁殖的个体也增加了育雏规模，反映了对这些生殖事件的更多投资。

（二）r – K 选择理论

可以根据 r – K 选择理论来理解决定生物体的生殖策略以及因此生命历史的选择压力。生命史理论的核心权衡是后代的数量与繁殖的时间。被 r 选择的生物具有高生长率（rate）并且倾向于产生大量的后代而父母的照顾最少；它们的寿命也往往更短。R – 选择的生物适合在不稳定的环境中生活，因为它们早期和丰富地繁殖并且允许后代的低存活率。K – 选择的生物靠近其环境的承载能力（kapazit tsgrenze①），在较长的时间内产生相对较少数量的后代，并且拥有较高的父母投资。它们更适合在稳定的环境中生活，在这种环境中，它们可以依赖较长的寿命和较低的死亡率，这将使它们能够以较高的后代存活率繁殖多次。

r – 选择的生物通常具有以下特征：（1）迅速成熟并且早年第一次繁殖；（2）寿命相对较短；（3）一次性拥有大量的后代，生殖事件少；（4）死亡率高，后代存活率低；（5）有最低限度的父母照顾/投资。

K – 选择的生物通常具有以下特征：（1）成熟更慢，并有一个较晚的第一次繁殖年龄；（2）寿命更长；（3）一次只有很少的后代，更多的生殖事件在更长的时间内蔓延开来；（4）死亡率低，后代存活率高；（5）有很高的父母投资。

（三）权衡理论

研究生活史策略的一个重要部分是确定任何特定生物体的权衡取舍。生命史战略中的能源使用受热力学和能量守恒以及"资源的固有稀缺性"的调节，因而并非所有特征或任务都可以同时投入。因此，有机体必须在任务之间做出选择，例如生长、繁殖和生存。优先考虑某些而不是其他任务。例如，在最大化身体尺寸和最大化寿命之间及最大化后代大小和最大化后代数量之间存在权衡。这有时也被视为后代数量和质量的选择。这些选择是生活史理论研究的权衡。

一个重要的权衡原则是体细胞努力（对身体的生长和维持）和生殖努力（对于产生后代）。由于有机体不能同时将能量投入这些生物中，因此

---

① 德语，容量限制。

许多有机体都处于能量生长的时期,其次是能量集中在生殖上的时期,造成两者分离。因此,增长期的结束标志着再生产期的开始。与繁殖相关的另一个基本权衡是在交配努力和养育努力之间。如果有机体专注于养育它的后代,它就不能将这种能量用于追求配偶。育种资源投入的一个重要权衡点取决于捕食风险:必须应对捕食风险增加的生物通常在育种上投入较少。这是因为当这种投资的利益不确定时,在育种上投入大量资金并不值得。

这些权衡一旦确定结果,就可以被放入模型中,用以估计它们对不同生活史策略的影响,并回答有关不同生活事件中存在的选择压力的问题。随着时间的推移,这些模型的构建方式发生了变化。科学家们不是把注意力集中在一个特性上,而是关注它如何变化,将这些权衡视为一个更大系统的一部分,观察其复杂的投入和结果。

（四）约束机制

约束的概念与上面讨论的权衡概念密切相关。由于生物体能量有限,因此权衡过程成了生物体适应性和适应性潜力的自然限制。这种情况也发生在人群中。这些限制可以是物理的、发育的或历史的,并且它们是由生物体的现有特征强加而来的。

（五）最优化选择

最优化选择是一种有机体可以适应的想法,以实现"最佳"生活史策略,使其具有最高水平的适应性。有几种方法可以用来研究最优性,包括能量和人口统计学。实现最佳适应性还包括多代,因为能量的最佳使用包括父母的选择和后代之间的关系。例如,"对后代的最佳投资是后代总数的减少等于生存数量的增加"。

最优性对于生命史理论的研究很重要,因为它是许多所用模型的基础,这些模型的工作原理是自然选择,因为它在生活史特征上运作,正朝着最优的一组特征发展。这个基本假设,即在其生命周期中有机体的目标是最佳能量使用,基于此科学家可以测试其他事项。然而,对于任何生物体而言,实际上无法保证获得这种最佳生活史策略。

（六）资源分配原则

有机体的资源分配与其他几个重要概念如权衡和最优相关联。资源的最佳分配是允许有机体实现最佳生活史策略并获得最大适应度，并就如何为各种权衡分配能量做出最佳选择有助于此。人们已经开发了资源分配模型，并将其用于研究父母参与、儿童学习期的长短和其他发展问题等。资源的分配也在变异中起作用，因为不同物种的不同资源分配开发了各种生活史策略。

（七）生活史的决定因素

许多因素可以决定生物体生命史的演变，尤其是环境的不可预测性。在一个非常难以预测的环境里，如资源、危害和竞争对手可能迅速发生波动，生物则会选择在生命早期产生更多后代，因为它们永远无法确定它们是否能够存活并再次繁殖。死亡率可能是物种生活史的最佳指标：死亡率高的生物通常不可预测环境带来的结果，因此通常比死亡率低的物种早成熟，并且一次生育更多的后代。高度不可预测的环境也可以导致可塑性，其中个体生物可以沿着 r – 选择的与 K – 选择的生命历史的范围一起改变，以适应环境。

第四节　生命理论对于老年期健康研究的意义

生命理论已经成为对与衰老和老年人相关的研究相关社会现象进行实证研究的重要理论基础。为了理解将生命理论的研究方式引入作为理解和概念化人类发展动态的一般模式，本章总结了三种生命理论的具体原理和预测算法。在此基础上，提出了未来研究的几个方向，包括呼吁通过改进测量工具和应用改进的研究方法来拓展对工作环境中生命理论的理解。最后，结合最近的理论进展，在相关预测的基础上，提出了生命理论整合的几个可能性。这一综合结果应该作为寿命延长理论和提升工作原理的基础。

首先，虽然基于生命理论对工作和衰老现象的解释越来越受到重视，但这些理论往往没有在初步调查中得到深入的理解，导致文献对这些理论的处理不完整。其次，相关的目标是评论几个应用于工作和衰老研究的寿命观点的假设。出现相互冲突的预测,并且存在许多需要进行批判性评估的含糊点和歧义点。第三,提出了在现有知识的基础上进行未来研究的各种方向,并指出了以往经验工作的局限性。在其他方面,这一讨论强调需要更好地开发研究,并呼吁对老龄工作实践中给予寿命结构的测量给予更多的关注。

关于人类发展的生命观点与相应的实证研究结果是一起出现的,有观点提出人类发展是分阶段进行的,而勒纳则质疑了这种分阶段发展模式的有效性。与阶段观点相反,生命发展理论则避开了离散年龄段的概念,转而将发展特征描述为每个生命的流动和持续过程。生命发展思维需要人们将衰老和心理社会发展视为一种持续的、终生的(即个体发生的)过程。生命理论的研究者们确实认识到,在许多情况下是有发展过程的原型时间表的,但是个体和背景因素共同导致这些时间表中的个体间差异显著。因此,生命思维需要人们认识到存在不同的发展轨迹,即发育、发展、衰老途径中的个体差异是可能存在的。

一、生命理论对衰老问题的思考

从生命视角展开的对衰老问题的思考需要采用几种理论和经验支持的观点。巴尔特斯(Baltes)对其做了总结:

第一,必须从跨学科的角度理解发展。如果不认识到促进发展的无数背景因素,对生命过程发展的任何理解都是不完整的。

第二,发展是终身的,因此没有特定的年龄段或阶段对于规范发展的性质来说具有至高无上的地位。

第三,连续(即累积)和不连续(即创新)活动构成了发展过程的连续体。发展是多方向的,表明发展变化轨迹中的多元化,即使在一个功能领域内(即一些系统可能表现出收益,而另一些系统在同一功能范围内受损)也是如此。

第四,生命发展的特点是收益/增长和下降/损失的共同发生,成功的发展可以定义为收益与损失的正比率。

第五,发育是由个体的内可塑性(即动态,人内和随时间变化)定义的。

因此,多种发展过程的并行是可能的,然而发展的核心功能是寻求和实现这种可塑性并承认其限制。个人发展历程可能因历史和文化条件而有很大差异。这种时期效应表明,随着时间的推移出现的一系列社会文化条件会影响某个人的经历。最后,发展是情境化的,并且是三种发展影响系统(即年龄分级、历史分级和非规范性)共存的结果。发育是由个体内可塑性(即动态,人内和随时间变化)定义的。因此,多种发展课程是可能的,然而发展的核心功能是寻求和实现这种可塑性并承认其限制性。

第六,个人发展历程可能因历史和文化条件而有很大差异。这种时期效应表明,随着时间的推移出现的一系列社会文化条件会影响某个人的经历。最后,发展是情境化的,并且是三种发展影响系统(即年龄分级、历史分级和非规范性)共存的结果。

表2　巴尔特斯生命概念对人口工作老龄化的启示

巴尔特斯的生命概念(1987)	关于个体衰老的意义	对工作老龄化的启示
生命的发展是一个终身的过程	发展在整个生命周期中发生	工作老龄化从初始进入到最终退出(例如,退休)
	没有哪个年龄或时期比任何其他年龄更重要	所有年龄和职业阶段都很重要,必须予以考虑
	在每个年龄段,连续和不连续的过程都在起作用	
生命的发展是多方向的	多样性/多元化存在于发展过程中,甚至在一个功能领域内	工作中的老龄化必须根据成功发展过程中的固有等同性来理解,无论是在个人内部还是在个人之间
	某些系统可以同时显示功能的增加和减少	
生命的发展意味着收益和损失	发展的本质特征是收益和损失的共同发生;增长和下降	工作中的老龄化是多方面的,并且是多重确定的
		最基本的是,抵消损失的收益定义了工作中的成功老龄化

续表

巴尔特斯的 生命概念(1987)	关于个体衰老的意义	对工作老龄化的启示
生命的发展是 可以修改的	随着时间的推移,人的发展是动态的(即可塑性)	人的变异应该是理解工作中老龄化的主要范例
	背景塑造了发展的过程	人的变异受到人的变异性的限制,这种变异应该被假设和建模
		许多组织过程充当年龄分级的背景(例如进入职场,晋升,退休)
生命的发展在历史上是嵌入式的	发展受历史和文化条件的影响	工作中的老龄化广泛地受到工作环境之外的背景的影响
生命的发展是 情境化的	发展是三种不同影响的辩证法/相互作用的结果:a.年龄分级的影响,b.历史分级的影响,c.非规范性影响	工作中的老龄化受到成熟(例如实际年龄)程度的影响
		工作中的老龄化受历史(例如,出生群组)和同期(例如期间)相关影响的影响
		工作中的老龄化受特殊和非系统的、特定于人的因素影响
生命的发展 多学科的	必须通过多学科的镜头来理解发展	必须从多个角度理解工作中的老龄化
	纯粹的心理学观点只是人类个体发育总体的部分代表	多学科观点的整合是必要的

　　发展影响在整个生命周期中发生,并且随着时间的推移,它们的影响在人体内积累。年龄分级的影响代表了对个体发展的主要影响。这些影响代表生物学(即成熟)和环境(即年龄分级社会化)确定的因素,这些因素与年龄相关并且就其发病和持续时间而言是可预测的,并且大多数时间是针对大多数人的方向。

　　重要的是,历史分级和非规范性作用都涉及生物和环境年龄分级的影响(因此,它们共同发生对发展的情境化理解的重要性)。历史分级作用的定义是代表个人发展背景的较大的进化和生物文化环境的影响。历史效应可以被抽象为长期影响(例如技术进步)或在短期或特定时期的影响(例如国家冲突的影响)。最后,非规范性效应是指与特定发育期无关的特殊发育影响(即,它们的发生、模式和排序对于任何给定的个体来说都是随机的)。这三种影响结合起来,可预测个体发展轨迹。考虑到上述所有因素,生命理论应用的基础是对个体发生过程的多方面及其解释的理解。

二、生命理论及相关理论传统

为了更好地理解生命思维的一般框架,理解生命理论与相关理论观点之间的比较是有帮助的。生命历程理论源于社会学传统,强调人类组织在各种背景约束下的作用,强调个体化发展轨迹的概念,可以将其理解为前因和后果。虽然生命理论都将发展描述为一个持续的过程,但生命历程观点强调了连续年龄分级角色的发展。人们可以根据时间(例如历史时期、实际年龄)或序列(即生活事件的规范性排序)来定义这样的角色,在各种情境中将选择和行动(例如由历史、文化或社会环境强加的限制)结合起来构建个人的生命历程轨迹。

发展系统理论①作为理解生命历程观点的统一框架而出现。发展系统理论认识到人类发展生态学的整体涵盖了不同层面(如生物学—文化—历史)的系统变化。随着时间的推移,各种生活阶段和社会角色也会发生变化。这种角色转换为一个人的发展过程提供了背景。这种理论模型的核心是建构主义观念,即个人既是他们自身发展过程的生产者,也是他们自身发展过程的产物。这个想法也代表了生命周期和生命历程模型之间的重要一体化观点。

确实,关于个体老龄化(衰老)的研究更多地采用生命跨度而不是生命历程的观点作为解释和理论框架。这是因为这项工作在传统上是由心理学家实施的。但是,关于退休的研究更常采用生命历程观点,因为这种研究传

---

① ELDER G H. The Life Course as Developmental Theory[J]//Child Development,1998: 1-12.

统上是由社会学家来做的。由此可以推测,生命历程理论研究者所关注的重点是生命阶段和角色转换,生命周期研究者则青睐持续发展的观点。这种区别是并不是固定的和界限分明的,因为通常这些观点确实存在许多信息上的相似性,并且它们的整合具有巨大的可能性)。

　　综上可见,生命是发展变化的,个体是在生命周期中的成长和变化的。主要类型的发展理论包括生物学、心理动力学、行为学和社会学习、认知、道德和精神,以及受制度、赋权和冲突理论影响的理论。生命理论通常关注技术、任务和能力的发育及顺序的掌握。

第五章　健康理论对老年期健康的影响

本书所说的健康概念来自世界卫生组织的定义,即无论身体、精神和情感上,都处于一种完全健康的状态。

这个定义强调健康的身体相较于没有疾病,更取决于健康的环境和稳定的心态,体现的是健康、医学社会学研究与社会健康之间的相互作用。

关于健康和人类发展的理解体现在五个层面上,一是嵌入的重要性;二是危险和保护性因素的角色;三是时间框架的延生:终生(life time)和代际延续(intergenerational);四是健康影响因素的多元性、多层面性及复杂性,即环境、文化、习俗、经济、社会、心理、生理系统等单独或相互作用的形式共同作用于个体健康;五是健康发展是一条轨迹,即健康发展的呈现方式可以通过一条轨迹来刻画。因此,我们将健康发展定义为建立并保持最佳功能的能力和疾病抵抗能力的终身适应性过程。

社会学家研究社会生活如何影响发病率和死亡率及发病率和死亡率如何反过来影响社会。这门学科也研究健康和疾病与社会的关系,诸如家庭、工作、学校和宗教等机构以及疾病和疾病的起因,寻求特殊护理的原因,以及病人的依从性和不依从性。健康或缺乏健康,一度仅仅归因于生物或自然条件,而社会学家表明疾病的传播严重受社会经济状况及个人、民族传统或信仰等文化因素的影响。

第一节　健康行为理论

健康的概念以及关于健康如何产生和优化的理论都在不断演变,以响应科学进步、卫生干预措施和卫生系统改进。一系列研究证明了生命早期的成长与老年期的慢性健康状况之间的关系,由此引发了一场新的研究热潮,这些研究正在确定形成长期健康轨迹的发育过程①②。这些研究展示了复杂的发育过程如何整合一系列的行为、社会和环境影响,这些影响可以改变基因表达,调节生理和行为功能,并动态地塑造不同的健康生产途径。

对于健康行为的关注,我们可以一直追溯到涂尔干的理论。他将较高的社会融合水平与较低的自杀率联系了起来。社会学理论的研究指出,社会关系对于健康行为有着重要的影响。这项研究倾向于关注健康历程的具体阶段,在对儿童、青少年和成人人群的研究之间进行划分。

所谓健康行为指的是一系列影响健康、残疾和死亡的个人行为。这些行为包括:运动、健康饮食,以及对医疗方案的遵从。良好的行为往往会预防疾病并促进健康,而吸烟,过量增重和滥用药物等行为则会损害健康。健康行为对健康个体的重要意义无可争议,麦金尼斯(McGinnis)认为,健康行为理论甚至可以用来解释每年美国一半以上死亡人口的死因。

最近的进展表明,个人早期的生命历程体验会在其成年时影响健康结果。我们需要通过对整个生命历程中各种不同的社会关系和健康行为进行综合研究,尝试从理论上解释各种社会关系如何影响不同生命阶段的健康行为,以及这些过程如何在整个生命过程中形成积累和影响。

一、健康行为的影响因素

豪斯等人在1988年提出,社会关系与健康之间的联系已经是社会事实,有大量的研究和理论旨在找寻这两者之间存在着的联系机制。健康行为的理论模型在多个学科中都占据举足轻重的地位,这些理论模型试图解释社会联系何时以及如何影响健康③。

社会关系与健康研究的基本假设是社会关系促进健康行为并阻止风险行为,充足的证据表明,社会关系也可能导致危害健康的行为。社会关系对

---

① HANSON M A, GLUCKMAN P D. Early Developmental Conditioning of Later Health and Disease:Physiology or Pathophysiology? [J]. Physiological Reviews,2014,10,94(4):1027 – 1076.

② YOAV BEN – SHLOMO, DIANA KUH. A Life Course Approach to Chronic Disease Epidemiology:Conceptual Models, Empirical Challenges and Interdisciplinary Perspectives[J]. International Journal of Epidemiology,2002,4(31):285 – 293.

③ HOUSE JAMES S, LANDIS KARL R, UMBERSON DEBRA. Social Relationships and Health[J]. Science,1988:540 – 545.

健康的正面影响和负面影响存在相互抵消的可能会导致社会关系对健康行为的整体影响被低估。因此,需要对社会关系的健康行为影响进行评估,这种关系被广义地界定为超越社会一体化的好处。在做出这样的评论时,我们应该:(1)建立一个发展概念模型,将不同的文献整合成一个连贯的框架;(2)确定社会关系影响健康行为的社会心理过程,无论好坏;(3)在这个理论上重要的和与政策有关的社会学领域为今后的研究提出方向。

一般来说,社会关系通常从结构和内容来考虑:结构方面反映在社会融合和社会网络的测量中,而积极和消极的内容则反映在社会支持和压力的测量中。社会融合是指特定关系的数量和存在,有时也指与这些关系的联系频率。相对缺乏社会融合,社会隔离则是不利健康结果的一个特别重要的预测指标。社交网络的特点是在他/她的网络中,焦点个体与其他人之间的结构性联系。

健康行为在这些模型中仍然是一个黑盒子,健康行为研究的核心任务就是彻底解开黑盒子。而在某些政策实施上已经开始运用这一原理,例如,美国政府关于改善美国人健康状况的计划声明"健康国民2010",就强调了理解社会联系影响健康行为的重要性。

在针对健康行为的探索中,研究社会关系对健康行为的影响很容易被误解为因果关系。一个人的行为可能会引起他人重要的反应,继而会以微妙或公开的方式改变社会关系的基调。更重要的是,没有参与直接评估的其他因素也可能会导致社会联系和健康行为的预测结果发生改变,从而使已被观察到的两者之间的联系与实际结果产生偏差。在处理社会联系效应的内生性问题时,应该更广泛地利用固定效应建模、倾向值匹配、稳健性指数和工具变量等处理未观察到的可能混淆结果的复杂变量。

二、健康行为研究的生命历程视角

来自不同学科的研究者针对社会关系和健康习惯的研究,有着相类似的研究命题和结论。我们则是用生命历程视角来整合这些主题。这种观点的中心意象是将个体的发育轨迹(例如健康)和社会发展进程长时间交织在一起以构成个人生活过程。本着这种精神,我们提出:社会关系和健康行为在整个生命历程中同步展开。理解这一展开过程是解释社会关系如何最终影响健康的重要一步。

随着年龄增长,健康并非不可避免地不可逆转地下降。许多人身体健康地进入老年,而另一些人则在早中年或更早时期就患有严重的残疾和疾病。另外,我们相信个体可以从健康问题中恢复过来,并且在任何年龄阶段都可以改善健康状况。生命过程中的健康行为解释了很多健康异质性问题,使我们在任何特定年龄都能看到健康的变化。因此,生命历程框架的引入可以表明为什么、何时以及特定的社会关系如何在生命的各个阶段对生命健康行为产生类似和不同的影响。此外,考虑到生命历程观点强调如何将个人生活嵌入更大范围内,这种框架对于思考社会关系与健康行为之间的联系如何促成健康方面的人口差异很有用。

生命历程模型的长期观点对于理解社会关系的这些不同层面对健康产生影响,有两个一般原因。

首先,健康行为是随时间而变化的。有些习惯(例如饮食、运动)在儿童时期会形成,但其他的习惯(如吸烟、饮酒)通常在青春期和成年早期开始。因此,取决于所考虑的生活阶段,社会关系可能意味着不同的健康状况,即随着时间的推移,社会关系(联系)本身可能发生变化(加强或弱化),但是他们造成的影响却可能会跨越不同的生命阶段,产生持续影响。

例如,父母塑造了导致儿童肥胖的饮食习惯或者锻炼习惯的缺乏,而这反过来又与孩子过早死亡或成年后心血管疾病的风险增加有关。另一个例子是,由于新的浪漫关系或者合作关系的建立常常会使处在青春期和成年早期的人们增加吸烟、大量饮酒、通宵狂欢等行为,这些行为通常会在青年期达到顶峰并在此后消失。

其次,不同的社会关系对健康所产生影响力,无论是结构还是内容,在整个生命过程中都是不断产生变化的。例如,在儿童期塑造健康行为的(例如父母)重要社会关系在青年期可能就不是最重要的。一个很重要的原因是,一段确定的社会关系往往可能随个体生命历程从一个舞台转变到另一个舞台而发生变化。

分析生命过程需要长期的追踪数据和严格的研究方法策略,主要的目的在于评估长期社会关系和健康习惯变化的轨迹。国际上有许多高质量纵向数据库的建立使得这一类型的研究无论是从研究的成果上,还是数据的搜集技术上，抑或是从研究方法上都得到了许多有价值的进展。例如，很多关于青少年健康习惯的杰出研究成果都依赖于美国青少年和成人健康纵向研究（Add Health）数据。关于成人健康习惯的研究同样也使用一些强大的数据库，包括健康与退休调查和美国人生活状况转变调查。虽然这些关于成人人群的数据调查通常包括他们对儿童时期经历的回顾性报告，但是随着年轻人在整个生命历程中角色与关系网络的不断变化，社会关系对健康习惯以及最终健康状况的影响是持续性的具有累积效应的乘数效用交互作用的结果，这使得将某一单独的变量剥离出来单独研究就显得非常困难。为解决这一问题，最近的研究中将"生物标识"数据越来越多地应用于群体健康水平的数据调查中（例如全国社会生活健康与老龄项目），为在生命过程中研究健康结果的塑造，同时为评估生理、心理和社会因素与健康行为之间的相互作用提供了新的可能。

三、社会关系对健康行为影响的作用方式

有两类研究一直在试图给出社会关系如何影响健康行为的明确机制，一类侧重于儿童和青春期，另一类则侧重于成年期。但是，从生命历程来看，这个生命阶段的划分是人为的，往往适得其反。越来越多的证据表明"童年的长臂"，即早期的生活体验，会影响到其社会关系和健康的发展轨迹，并将对健康的认知延续到成年期的头脑中。笔者将在本节将儿童期、青春期相关的研究成果连接起来，以期为阐释老年期健康结果的研究提供一种解释机制，说明健康习惯对健康行为产生影响进而对健康产生影响的存在是终生的，进一步解释社会联系是如何影响整个生命健康的。

与健康行为相关的生命过程早期阶段有两个趋势：表现在社会关系网上为快速扩张；表现在健康控制上则为逐步将健康控制从父母转移到自我。上述这些趋势是相关的，例如良好的饮食习惯是在儿童年幼时由父母直接塑造的，其他不良习惯（例如饮酒）则是父母极力避免儿童养成的。然而，随着社交网络的扩张、自我意识的膨胀，青少年要求在自己的行为中有更大的发言权，在这个阶段中许多危害健康的行为则变得寻常起来。社交关系影响健康行为的机制表现为：随着社交联系数量的增加，危害健康的行为也在同时增加。由于这些原因，对社会关系和早期健康行为的研究主要集中在

青少年身上。

　　同伴关系是预测青少年健康行为的最关键的社会因素之一。大量的证据表明：年轻人在他们社交网络中的地位、其朋友和伴侣的行为规范以及价值观，是观测他们是否实行健康或不健康行为的有力预测因素。儿童时期，父母对年轻人保持强大的影响力，随着孩子独立性的持续增强，亲子关系的健康意义就与其同辈世界密切相关：父母和同伴的影响既相互矛盾又相互强化，但是，同伴往往对更直接的行为实施（例如是否在聚会上喝酒）有更强的影响力。不同社会影响力的强弱是相对的且各不相同，但社会联系纵横交错，并非任何单一的社交关系的简单累积。对青春期的健康习惯进行研究的重要性就在于：这一生命阶段为成年期乃至老年期的社会联系和健康习惯奠定了基础。

　　随着个体从青少年过渡到成年，其社会关系也发生演变。尽管一些关于健康行为的研究考虑了成年期社会关系的总体水平，但大多数关注点还在于特定的社会关系，尤其是婚姻关系。例如，已婚妇女的死亡率较低，部分原因在于其具有更好的健康习惯和更健康的行为。事实上，过渡到婚姻确实能减少危害健康的行为，包括饮酒、吸毒和吸烟等。研究表明，与未婚者相比，已婚者确实存在更多风险较低的健康行为。一些研究表明，未婚同居对健康习惯的益处与婚姻关系相似。邓肯和他的同事发现，在年轻人中，向同居或婚姻的过渡与物质使用的减少有关，巴赫曼（Bachman）在对计划结婚的同居情侣做调查时也有类似的发现。不过，由于婚后锻炼时间更少，肥胖风险增加，而配偶中一方的肥胖会使另一方的肥胖风险增加37%。

　　成为准父母及与幼儿同住，也会使成人的物质使用率降低。然而，在运动锻炼方面，父母对儿童的影响并不是非常积极，因为为人父母比非父母时运动量更少，体重更重。里肯（Bellows Riecken）和罗德（Rhodes）提出，父母的肥胖风险会随着孩子个数的增加而增加。这种体重增加模式与其他成年人关系相似。根据福勒（Fowler）的研究，拥有肥胖的朋友的成年人，其肥胖的风险会增加57%，而有一个肥胖的亲戚会使肥胖风险增加40%。

　　正式社交关系的整体水平也与前瞻性研究中的健康习惯有关，例如，斯特劳布里奇（Strawbridge）提出宗教（教会）关系与健康行为有关，有证据将参与宗教活动与成人烟草和酒精使用的较低水平联系起来，参与宗教活动也与更多的身体活动和更积极的锻炼有关。参与宗教活动和接受学校教育活动表现出了相似的模式。年轻人参与学校教育的时间越长,从事体力劳动的可能性就越小。参与志愿者工作和社区组织工作与更健康的生活方式呈显著的正相关关系。特别是在成年后,社区关系对个体来说仍然非常重要。可见,不同的社会关系可能在影响健康行为方面起到同等的作用,但与青少年时期一样,推动成年人生活方式趋向健康的因素取决于社会关系的强弱分配而不是任何特定的社会关系类型。

第二节　社会支持影响健康的作用机制

社会支持是指社会关系中情感上可持续的特质,社会支持包括工具性支持(例如帮助任务)、信息性支持(如建议)和情感性支持(例如被爱、被倾听的感觉)支持,已有研究大多数集中于情感支持。社会支持在研究社会关系对健康的益处方面一直受到重视。社会支持可以通过增强心理健康来减少压力对健康的影响,或通过促进符号意义的不断建构间接影响健康习惯的形成。

支持性的社会关系也可以引发有益的生理性后果(如降低血压、心率和压力性刺激),从而有助于最大限度地减少危险行为实施的可能性及大幅度削弱不良后果所造成的实际影响。然而,显而易见的,社会支持的最重要来源,或在任何特定关系中能够获得的社会支持的数量,以及支持对健康习惯的影响程度,在生命历程的各个阶段中是各不相同的。

已有研究特别强调了社会支持对健康行为养成的重要性。在所有试图确定社会支持类别作为行为调节因素的社会关系效应研究中,来自父母的支持是当然最重要的一类。与父母的亲密关系的确是预测青少年健康行为的核心因子。尽管父母是青少年获得社会支持的主要来源,但向成人过渡的同时,年轻人会越来越依赖与亲密伴侣的密切联系,以此来获得支持。事实上,对于那些已婚者来说,尤其是男人,配偶是最有可能提供情感支持的来源——配偶的情感支持与男性整体健康风险行为的减少显著相关。除了特定的社会关系研究之外,来自全球社交网络的健康行为分析数据也说明,广泛的社会支持与更好的健康结果直接相关。

一、社会支持与心理健康

社会支持与其他心理社会机制协同工作。例如,社会支持通过培养心理健康和减少生理唤醒来间接影响健康习惯。这可能对健康习惯有益,比如,成年人经常做出不健康的行为如吸烟和饮酒,作为自我治疗的方式以减少紧张和焦虑。社会支持也缓解了个体受到的压力带来的负面影响。例如,注意到青少年健康行为的父母会引导子女与自己关系更加密切,因为这样可以缓解消极的同伴影响和压力。正如戒烟研究所显示的那样,社会支持也可以通过加强个人控制直接运作。

尽管存在上述益处,社会支持也可能导致负面的、不健康的行为。例如,在青少年时期,如果男孩认为父母过分的关怀可能会破坏他们的行动自主权,也有可能因此做出负面的、不健康行为。有证据表明,父母的过度支持可能会导致青少年的药物滥用。成年后,以追求愉悦为目标的社交关系的建立,也可能导致不健康的行为和习惯,如暴饮暴食或大量饮酒。因此,虽然社会支持各个维度对健康行为的影响总体上可能是正面的,但是这些影响可以根据支持人群的类型、支持途径以及人们感知支持的方式而发生转变。

二、压力影响健康的途径

压力指的是社会关系中可能存在的挑战和困难[1],是社会关系中负面影响的核心维度。对个体应对能力具有挑战性的生活状态中断、转变(例如离婚、丧亲等离散事件)和慢性紧张(例如关系中的冲突)是造成压力的常见社会事件。

许多研究表明,压力更有可能导致儿童时期、青春期形成不良健康习惯,甚至导致老年期健康状况加速恶化。通常,我们认为与他人的社会关系对青年人而言是满足情感支持需求的支持性行为,但也有文献表明与他人的关系同样成为年轻人经受过的社会压力之一。

---

① HOUSE JAMES S, LANDIS KARL R, UMBERSON DEBRA. Social Relationships and Health[J]. Science,1988:540-545.

压力是如何与其他因素或机制协同作用以影响健康习惯的养成的？例如，压力可能导致心理紧张和生理性困扰（例如心率增加），个体可能会使用某些行为（如饮酒，暴饮暴食）来应对压力，减少不愉快的心理感受。儿童经历家庭压力，并从家庭成员中习得应对策略，包括饮食、饮酒和吸烟。尽管社会支持可能有助于缓解个体的压力冲击，但压力往往也可能破坏具有支持特性的社会关系。例如，父母的离婚可能迫使青少年离开老朋友并转移到新学校，失业可能会增加成年人的婚姻压力。虽然强压力会损害健康习惯，但有些习惯，例如酗酒和显著的体重增加也会鲜明地指向社会关系。

关于压力，统计损失负荷和衰老过程的生命历程研究解释了社会因素在整个生活中是如何聚合以产生健康优势或健康劣势的。损失负荷是指"跨多个系统的生理失调的指标累积"（例如血压升高），可能对未来的健康风险产生相当大的影响。压力会增加全身负荷从而损害健康，不健康的行为又显著增加了耐力负荷。社会关系可能在整个生活中促成健康或不健康的习惯，不好的社会关系和不健康的习惯会共同影响人的健康并导致老龄化加速和过早死亡。这个过程始于个人生命早期，可能会在其整个生命历程中产生层叠效应。大多数吸烟的成年人在青少年时期就开始吸烟，吸烟是任何年龄都难以打破的习惯。例如，使用卷烟往往被视为减轻压力的工具，在遭受社会压力（父母关系处理不好或者在学校遇到麻烦）的青少年中更常见。因此，青少年为缓解压力的吸烟行为对其健康具有长期影响。

成年后，关系压力以家庭关系为中心，特别是婚姻关系。大量的证据表明婚姻压力与健康状况不良之间存在联系，不健康的行为则可能是这种联系的中介。纵向研究表明，婚姻冲突导致吸烟和酗酒的概率增加，而年幼的孩子也会给父母带来压力——用于养育和陪伴幼儿的时间限制并干扰父母的体能锻炼。为人父母，其压力可以用于解释为什么单亲爸爸往往表现出高水平的健康风险行为。同样，在中年，照顾老年父母的压力干扰了照顾者保持健康习惯的能力，导致更多的久坐行为及饮酒和吸烟行为。

在各个年龄段，所有基于社会关系的压力的形成，都是通过死亡、离婚或丧失了某个关键的社会关系实现的。例如，父母死亡或离婚就对儿童有着深远的影响，包括风险行为的产生和健康水平的变化。有调研显示，成年人离婚容易增加他们的酒精消耗量和吸烟量，使其表现出明显的体重减轻或增加;成年人独居也与体重减轻有关,同时也会导致更多的吸烟量和更单调的生活方式。还有研究表明,较之于伴侣本身的缺失,婚姻解体导致的压力对于健康的影响要显著得多。此外,在生命历程的不同阶段中,用于应对压力的风险性行为不同,对生命后期所造成的健康后果也存在较大的差异。例如,一个人在青少年期所承受的压力会使其到中年时期体重增加速度超过平均趋势——青少年尝试吸烟和饮酒来应对压力,而成年早期的酒精摄入是造成中年成人体重增加的主要原因之一。在不同年龄段,为应对压力而采取的行为模式表现为不同年龄段最显著的健康习惯,压力可能在整个生命过程中引发具有不同表达方式的风险性行为。对这个过程,应该以长远的视角将其累积来看:在儿童期经历过更高水平家庭压力的人,更容易在其成年期组建家庭后复制这种高水平的压力,并且儿童时期的家庭压力与成年期更多的不健康行为相关。

第三节　健康控制学说

"控制"一直是健康相关理论所讨论的基本主题之一。社会联系可以调节和促进更健康的行为,或灌输有利于形成更健康行为的规范(例如责任),即可以通过间接控制来实现直接控制。通过这个过程,社会关系也可以促进个人控制,这是指个人相信可以通过自己的行为控制以获得个人成果。那些自律性较高的人对健康有更多的了解,并且更有可能参与预防行为(例如开始锻炼)并减少危险行为(例如大量饮酒)。重要的是,社会关系通过社会支持可能会对个人控制施加良性影响,也可能通过施加压力对个人控制产生消极影响。

一、青年期健康控制的路径

控制观点在青少年研究中很常见。青年人天然地好奇心重,易冲动,爱冒险。社会控制理论认为:年轻人在这个年龄段通过推动发展出一种自我控制感。社会控制通常被概念化为家长试图限制儿童参与危险活动的机会。例如,父母监督青少年子女的活动(如监视他们的去向)以减少可能的风险行为。然而,家长监测和严格的约束可能会适得其反,青少年反而会为追求刺激感而导致危险行为的升级。关于父母监测常规措施的获取情况，也存在一些问题。数据分析显示，父母对青少年的户外知识普及与青少年健康风险行为的低比率之间的联系，似乎只是在一些表现较好的年轻人身上才显著有效，由于这些青少年本身就希望与父母有更多的联系，因此亲子双方中努力表现得积极主动的，似乎并不是父母这一方。但是，这并不意味着家长监督不重要。事实上，父母的监督的确能有效避免青少年尝试实施危险行为。

家长控制也能够在很大概率上减少青少年的健康风险。家长可以通过更加间接的渠道，例如向孩子灌输价值观并培养孩子自身的自律性（个人控制感）时，青少年健康风险性行为存在的概率就会大大降低。这说明，如果父母帮助青少年学习如何控制自己，父母就不必积极控制青少年。在学术界，个人控制并没有像社会控制那样受到广泛的关注，但它确实有经验支持。例如，在对三代同堂家庭的研究中，研究者发现，祖代经常介入和替代亲代的养育过程，导致有问题的养育行为，从而扰乱年轻人抑制性控制的发展。

重要的是，个人控制理论提供了一个概念性的框架，通过这个框架，迄今为止人们所讨论的许多经验模式，例如父母支持与青少年健康行为之间的联系，都可以被解释。它还指出了长期的生命过程影响，因为早期养育可能通过塑造人格和社会取向影响后期的健康行为。

至于成人研究，社会控制被广泛认为是社会关系与健康行为之间关系的核心。关系网络成员之间的相互控制与较少的不健康行为和更健康的行为相关。恩伯森发现，社会控制最有可能的实施者和对象是成年人。婚姻伴侣和其他家庭成员在较小的程度上是社交控制的最常见来源，并受到学界最多的关注。婚姻伴侣尤其可能会相互告知、提醒甚至威胁对方，以影响对方的健康习惯。例如，配偶可能会以离婚来威胁大量饮酒的伴侣，以期对方戒酒。与之相比，较不严厉的方法是指出伴侣的症状，反复催促并陪伴对方就医等等。

亲子关系也有利于健康习惯的养成，因为这种关系倾向于引入规律性和常规性（例如共享计划餐），并培养家庭成员的责任感和义务感（例如必须保持清醒和健康，以照顾年幼或年老或体弱的家庭成员）。围绕家庭关系责任的规范的内化,也可能促进更强烈的个人控制意识,这反过来又与更健康的行为相关联。

二、老年期健康控制的作用

个体老龄化过程会较少受到社会控制。社会关系网络的损失(即死亡)和变化重塑了老年人的自我控制行为。例如,丧偶会造成老年人失去社会控制,进而迫使老年人改变自我控制行为。但最近的研究表明,当其他社会关系加强以提供影响丧偶者健康习惯的社会控制时,健康状况的下降并不会发生。

社会控制与其他社会心理机制之间的联系非常复杂。例如,刘易斯(Lewishe)和巴特菲尔德(Butterfield)发现,社会控制努力的有效性可能取决于个体与控制主体的关系质量及其所使用的控制类型。积极的策略(例如帮助或奖励)比负面策略更有效(例如谴责或要求)。人们认为至关重要的社会控制可能会给社会关系带来压力并产生意想不到的影响。事实上,消极的策略与增多的危害健康的行为有关。有一种可能性是,那些从事更健康行为的人最有可能成为控制行为的接受者,这反过来反映了由某些习惯引起的个人之间的问题。双方试图控制健康行为可能会产生更多积极影响。例如,有研究者调查发现,当夫妻双方都试图戒烟时,戒烟效果会更有效。鉴于这些证据,理论家们已经开始将社会控制概念化为社会群体成员之间的多向过程,而不是单向过程。

第四节　健康行为的符号(象征)意义

回应涂尔干在1897年提出的"社会关系和健康之间的象征意义",有助于解释不健康的符号意义何以通过社交网络来彰显。例如,对青少年的研究往往指出其同伴群体的含义(例如,什么样的社会关系和健康行为比较酷)来解释同伴对身体(躯体)使用的影响。同样,广告商也试图建构健康习惯的规范和含义,例如吸烟、饮用新功能性饮料等。

一、健康符号在生命不同阶段的作用

对于青少年和儿童来讲,他们对于具有社会地位的意识程度较弱。因

此,在某些情况下赋予某种行为的意义设定可以影响年轻人参与决策,同伴群体对这一决策过程尤其重要。根据科尔曼的一项经典研究,青年亚群体文化中可以强调健身比学习更重要,青年群体认为赞美反社会行为是反对成人社会的一种方式。这种现象对于理解今天的青少年健康行为至关重要。国外研究中发现,在学校里,饮酒、吸烟与校园流行相关。在这样的环境中,普通青少年戒酒的益处(例如通过戒酒而取得更好的成绩)要么减少,要么相反。在学校因不喝酒而达到的社会融合的风险,可以抵消饮酒的风险。学校层面的社会风险也可以放大"小团体"的负面影响或者削弱其积极影响。这表明,在许多学校中,"随大流"的青少年必须做出某种程度的冒险行为,才能维持其身份。可见,健康行为会影响社会地位,反过来又影响健康行为。此外,运动是在美国学生中赢得欢迎的途径之一,健康行为(例如锻炼)和与身体有关的不健康行为(例如饮酒)之间的关联揭示了同伴动态的健康权衡。

这种权衡在成年后可能变得不那么重要,但它的影响不会消失。例如,健康的身体规范可能会促使成年人保持平衡,伴随酒精消费的社交和庆祝的象征意义使得那些难以避免甚至愿意这样做的人找到了喝酒的理由。而吸烟或超重状态所带来的社会意义,可能会影响人们参与某些行为的倾向,无论好坏。

研究者们都认为,婚姻和为人父母促进了目标的达成、承诺的实现和责任感的保持,使个体愿意保护家人的健康或照顾他人。也有研究者认为,同居并不像婚姻那样有益于健康,部分原因是它缺乏婚姻的象征意义。恩伯森的混合方法揭示了与父母关系的象征意义是如何影响成人的健康习惯的。美国有一份长期数据分析表明,父母死亡的短期影响(死亡后三年)是成年人的酒精消费增加;然而,从长远来看(长达九年之后),那些失去了父母(或其中一方)的成年人实际上比父母健全的同伴消费的酒更少。此外,也有研究成果表明,许多成年人在父母死后使用酒精来应对失眠和痛苦,但随着时间的推移,丧亲的成年人更关注自己最终的健康和寿命(由经历父母的死亡而引发),这往往导致其履行更多健康的行为。因此,最初的痛苦可能会破坏健康习惯,但死亡的象征意义最终有助于改善健康习惯。定性研究的引入将进一步挖掘研究的深度,比如,健康习惯形成的过程、符号含义及人口模式下的关系动力学等。

二、具体符号意义的健康行为

以爱尔兰人为例,饮酒似乎是是爱尔兰人的民族特征,有着深远的社会文化意义。社会文化背景以其特有的方式影响人们的健康习惯。在爱尔兰,庞大的酒精消费或暴饮暴食在某些情况下可能是社会规范所允许的,并且代表(可能是有价值的、需要的)与他人联系的方式。

宗教关系也可能通过特别有象征意义的仪式来内化健康行为。一些宗教团体(例如摩门教徒、浸信会教徒等)通过教义鼓励信徒趋向健康的行为(例如强调饮酒是有罪的)。参与宗教行为也可能会影响日常行为,因为它会让人们接触到有关正确行为的信息,并通过非正式的社会网络加强这些信息在同伴群体中的传播。

同样的,意义建构层面上的文化差异可能会导致健康行为的社会变异。有学者认为,种族(民族)之间的文化差异影响健康行为的实践(例如对酒精消费的不同理解)。符号意义对压力模型也很重要,对压力源的评估可以帮助人们了解造成压力的原因。例如,男性气质的文化建构的影响就使得男性比女性更容易因饮酒和其他冒险行为而对压力做出反应。

第五节　社会因素影响健康的机制

本节描述的机制通过单独、集体和互动的工作,将社会关系与健康习惯联系起来。尽管之前的研究在社会关系、健康行为以及生命历程的某个阶段被认为是高度分化的,但我们强调,社会关系、心理机制和健康行为在生命阶段内和生命阶段之间是相互展开的。

社会关系影响个体从幼儿到晚年的健康习惯,但大多数研究都集中在青春期或成年期。生命历程框架突出了长期的社会关系和健康习惯的连续性和变化。未来的研究应该评估社会关系/健康习惯如何随着时间的推移而展开,确定引发健康习惯轨迹变化的社会关系转折点,并进一步了解早期社会关系如何影响后来的社会关系和健康习惯。特别是,社会学家应该设法澄清社会关系与健康行为之间的心理社会机制的联系。

在将早年的生活经历与健康联系在一起的时候,社会学的工作已经开辟了新的道路,种族和性别也会影响社会关系、健康习惯和连接两者的社会心理机制,并且需要更加明确地对其加以研究。这些差异在很多关键的健康习惯中都很明显,但在整个健康习惯上并不一致。例如,在所有年龄段,男性比女性更有可能大量饮酒,而女性则更可能超重。性别和种族差异在社会联系和机制中也很明显,这些机制将社会关系与健康习惯联系在一起。举例来说,社会参与对男性健康或死亡的影响比对女性的影响更大,部分原因是社会关系,特别是婚姻关系对男性危险行为的威慑作用更强。

值得注意的是,社会经济地位与健康习惯有关。性别和种族经常与社会经济地位相混淆,但社会经济地位并未充分考虑到健康习惯中的种族和性别差异①。未来的研究应该明确不同社会经济地位是如何引起整个生命过程中社会关系和健康习惯变化的,特别是可能导致社会健康差异的方式。

一、个人倾向

社会学家很少研究个性,心理学研究则强调个性在塑造健康习惯中的作用。首先,一些人格特征有与之相关的健康行为,例如,那些认真负责的人(具有"谨慎,有计划,持久,可靠"等性格特征),就较少参与具有高度敌意或者更具风险的行为。

其次,人格可能与健康行为相关,人格可能直接影响社会纽带的形成、持续时间和质量,进而影响行为。例如,低神经质和高出生率与社会关系的数量和质量正相关,并且有优良品质的个体在一段时间内有更稳定的社会关系。

第三,社会关系可能对具有某些个人特征的人的健康行为产生更强烈的影响。例如,更具责任意识的人可能会更多地保护自己的健康,以便能够照顾他人。

最后这个例子表明了机制之间的另一个相互关系。也就是说,对于那些认真负责的人来说,社会控制可以更强有力地运作。相反,具有某些特征

① WINKLEBY MARILYN A,CATHERINE CUBBIN. Changing Patterns in Health Behaviors and Risk Factors Related to Chronic Diseases,1990 – 2000[J]. American Journal of Health Promotion,2004,9 – 10,19(1):19 – 27.

（例如高度敌意）的个人可能对社会控制更具抵抗性。未来的社会学研究应该考虑人格与社会环境的相互作用如何影响社会关系与健康行为之间的联系。

二、交互作用

社会科学家已经开始考虑生物遗传和社会影响的交互作用，以往社会因素影响健康行为的研究往往遗漏了与遗传性状相关的变量偏差的分析。例如，在某些研究中，大规模使用双胞胎数据进行遗传信息设计表明，得出社会对健康行为具有影响力的长期结论可能还为时过早。

哈登（Harden）及其同事对一家兄弟姐妹子样本的分析就显示，一旦两者的遗传性得到控制，同伴行为与青少年物质使用行为之间就失去了显著联系。然而，这个故事可能更复杂，社会和遗传因素以复杂的方式相互作用。例如，博德曼（Boardman）及其同事（2008 年）也分析了增强健康数据，发现在吸烟行为流行的学校，吸烟的影响力最强。同样，另外一位研究者分析了非双胞胎的数据，发现与早期生命过程中有风险的行为相关的基因可以通过积极的养育方式加以避免。

因此，对青少年行为中社会和遗传影响的比较是错误的二分法。基因或环境相互作用在整个生命周期中都很明显。研究者们认为个体的尼古丁成瘾和肥胖的遗传路径是各不相同的，这些遗传倾向与社会因素（如婚姻、育儿）的交互作用可以触发或加速生命历程中这些行为倾向的发生方式。鉴于诸多人格特质的遗传性及人格对社会关系与健康习惯的影响，就产生了一个潜在的研究思路——理清人格特征的基因或环境相互作用机制。

三、政策行动

社会关系与健康行为之间的联系在促进人口健康的努力中得到了强调，社会学工作必须为其相关的政策的制定和实施行动提供信息。鉴于社会关系对健康习惯具有积极和消极影响的潜力，社会学家必须澄清这一复杂情况。

第六节　其他健康相关理论

在行为研究中,专业人员将他们的干预基于一些试图解释人们健康相关行为的模型:健康信念模型、理性和计划行为理论、学习理论/经典条件反射和社会认知理论等。

因为它们旨在识别影响人们行为的变量,并使用这些变量来评价个人参与特定行为的可能性。这些理论经常会受到批评,因为它们"狭隘地"关注自己感兴趣的结果性行为(例如戒烟、饮酒),而往往忽略了种族、性别和社会经济状况等所有已知的社会性特征对健康行为的影响。尽管如此,健康模型的动态对于描述特定类型的行为依然很有用。

一、健康信念模型理念

健康信念模型(HBM)正是一个通过干预人们的知觉、态度和信念等心理活动来改变其行为的健康教育模型,由当时服务于美国公共卫生机构的社会心理学家霍克鲍姆(Hochbaum)等创立于19世纪50年代,其后经过不断地充实和发展,已成为人们开展健康行为干预项目和活动的重要工作模式。

健康信念模型是指个体为维持或促进健康,达到自我满足、自我实现或自我预防的目的。健康包括疾病知识知晓程度、健康知识掌握程度等几个方面的行为,健康信念模式对人们的健康状况有重要的影响。

健康信念模型认为:人的行为是心理活动的结果,心理活动可以被认为是内隐的行为,而行为是心理活动的外在表现。正常人的一切行为都受到心理意识的控制,不受心理意识控制的行为只表现为婴幼儿的本能行为(如吮吸)、精神病行为(如自伤和伤人)和神经症行为(强迫性洗手)。

而决定人们采取某种行为的最直接的心理活动就是人的知觉、态度和信念。知觉也可以理解为"意识"。例如,一个人能否意识到过咸饮食习惯可引起高血压?能否意识到高血压对人的健康会产生严重的危害?是否意识到自己具有改变过咸饮食习惯的能力?态度可以理解为一个人对一件事物或一个人的看法及心理倾向,如改变过咸饮食习惯是否值得去做?预防高血压是一件很重要的事吗? 信念是态度的强化,是一种稳定的心理倾向,如高血压会对人的健康产生严重的危害,改变过咸饮食习惯对于预防高血压十分重要。

健康信念模型以心理学为基础,由需要动机理论、认知理论和价值期望理论综合而成,并在预防医学领域中得到应用和发展。健康信念模式遵循认知理论原则,强调个体的主现心理过程,即期望、思维、推理、信念等对行为的主导作用。因此,健康信念形成是人们接受劝导、改变不良行为、采纳健康行为的关键。

健康信念模型由三部分组成:个体的健康信念、行为的线索或意向以及行为的制约因素。

(一)个体的健康信念

即人如何看待健康与疾病,如何认识疾病的严重程度和易感性,如何认识采取预防措施后的效果和采取措施所遇到的障碍。健康信念模式认为,人们要接受医务人员的建议而采取某种有益于健康的行为或放弃某种危害健康的行为,需要具备下面几个条件。

第一,知觉到某种疾病或危险因素的威胁,并进一步认识到问题的严重性。此条件包括两个方面:(1)对疾病易感性的认识,指个体对自己罹患某疾病或陷入某种疾病状态的可能性的认识,包括对医务人员所做的判断的接受程度及自己对疾病发生、复发可能性的判断等。知觉到易感性越大,采取健康行为的可能性就越大。(2)对疾病严重性的认识,指个体对罹患疾病的严重性的看法,包括人们对疾病引起的临床后果(如痛苦、疼痛、伤残、死亡等)的判断以及对疾病引起的社会后果(如工作烦恼、失业、家庭和社会关系受影响等)的判断。对疾病严重性的认识过高或过低均会阻碍个体采取健康行为。只有对疾病的严重性具有中等程度的判断,才能够促进个体采纳健康行为。当个体认识到疾病的易感性和严重性之后,会感到疾病对自身的威胁,从而促使其摒弃不健康的行为,采取健康的行为。

第二,对采取某种行为或放弃某种行为的结果的估计。此条件包括认识到该行为可能带来的好处,同时也认识到采取该行为可能遇到的困难。(1)对行为益处的认识,指人们对于实施或放弃某种行为后,能否有效降低疾病的危险性或减轻疾病后果的判断,包括减缓病痛,减少疾病产生的社会影响等。人们只有当认识到自己的行为有效时,才会自觉地采取行动。(2)对实施或放弃行为障碍的认识,指人们对采取该行动的困难的认识。如花费太大、可能带来痛苦、与日常生活的时间安排有冲突等。对采取行动可能遇到的困难具有足够的认识,是使行为巩固、持久的必要前提。

第三,效能期待。指对自己实施或放弃某种行为的能力的自信,也称自我效能,即一个人对自己的行为能力有正确的评价和判断,相信自己一定能通过努力成功地采取一个导致期望结果的行动。自我效能的重要作用在于当认识到采取某种行动会面临障碍时,需要有克服障碍的信心和意志,才能完成这种行动。

(二)行动的线索或意向

指人们能否采取预防性措施的促进因素,包括传媒活动的宣传、医务人员的提醒、他人的忠告、亲友的疾病经验等。

(三)行为的制约因素

行为的制约因素包括:人口学特征,如年龄、性别、种族、籍贯等;社会心理学因素,如个性、社会阶层、同伴及他人的影响等;知识结构因素,如关于疾病的知识、以前患此病的经验等。

综上所述,健康信念模式认为,如果个体对其目前的不良行为感到害怕,并坚信其改变不良行为所得到的益处大于障碍时,个体才会感到有信心、有能力通过长期努力改变不良行为。在临床护理工作中,当护士希望个体摒弃目前不良的行为方式而采纳健康的行为方式时,可应用健康信念模式来帮助个体达成目标。

健康信念模型也存在一些缺点,主要包括:

(1)多数健康教育与健康促进项目只是片面地用到了其中的部分内容。

(2)作为一个心理学的行为改变模型,未考虑到其他因素对人们行为的影响,如环境因素、经济因素等。

(3)健康信念模型未考虑社会规范、同伴压力对人们采取行动的影响。

二、理性行动与计划行为理论

该理论认识到个人理性行事并强调个人意图诱导由三个原则支配的行为的力量:(1)态度:个人对参与特定行为的积极或消极态度;(2)主观规

范:由个人更大的背景建立的标准或影响,例如家庭信仰、媒体观念和社会模式。(3)感知行为控制:个人可以执行行为的程度。该理论仅限于离散样本群体,并未包含先前行为的概况,也未解决积极意图不足,以制订行动计划(例如行动的提示)。

三、学习理论/经典调节

基于经典条件反射原理,学习理论考虑到个体因类似刺激而"学习"的先前反应。期望的行为源于积极的经验、联想,以及对刺激的反应。因此,这一理论允许通过奖励来强化行为,但它们依赖于持续的回报、药物成瘾和滥用之类负面的影响。

四、健康的社会认知理论

社会认知理论指出个人观察通过两种建模模式影响行为:

(1)直接建模:在他们的社交网络中观察参与特定行为的其他人(即替代学习)。

(2)符号建模:个人更可能通过媒体中描绘的其他人模仿行为。

重要的是,模型化学习通过个体对参与行为(自我效能)的能力以及实施行为(预期)的后果的信念来控制行为的执行。

该理论已被证明在各种与健康有关的行为中取得了成功,包括戒烟、使用安全套和定期锻炼等。

专家还绘制了传统的跨理论模型或较新的预防采用过程模型,以阻止或减少不健康的特征,并制订计划或加强健康行动。这两个模型对个体在离散阶段的行为改变过程中所经历的变化进行了分类。

五、传统理论模型

传统理论模型认为,人们行为变更过程分为五个阶段:

(1)预先考虑阶段:不了解问题,或低估其后果或个人适用性。

(2)沉思阶段:考虑改变自身行为,通常是由于对问题的认识或意识的提高所致。

(3)准备阶段:承诺改变并组织在特定时间段内实施变更的步骤。

（4）行动阶段：行为被公开修改以引发变化。

（5）维护阶段：维持变化，通常超过六个月（在行动和维持阶段，个体最容易复发）。

该模型假定变化以螺旋线性模式发生，即个体可以向前或向后移动直到变化完成。

预防采用过程模型变更过程分为七个阶段：

第一阶段：意识到问题。

第二阶段：有限的意识，但未认识到个人风险。

第三阶段：承认个人易受伤害，但未能就行动作出决定。

第四阶段：决定行动是没有根据的。

第五阶段：决定行动是否合理。

第六阶段：行为被公开修改以引发变化。

第七阶段：持续变化，通常超过六个月。

这种新的变革模式进一步区分了个人风险状况以及该人是否决定采取行动。这项研究的难点在于必须评估每种模型在预测健康行为变化方面的有效性以及它们最适合哪种特定类型的个人或行为。

六、综合健康管理理论

综合健康管理理论，由杨桂林于 2012 年首次提出，是指在健康管理过程中根据个体在年龄、体质、工作环境、生活习惯等不同差异的基础上，在对其进行膳食搭配、心态调整、运动方式、生活方式等方面采用鸡尾酒的调制原理以配方的形式进行健康管理方案的设计、实施、跟踪、评估等。通过个体自身的坚持与学习，提高自身的健康寿命和生命质量，从而影响周围的家人和朋友，让更多的人运用鸡尾酒理论去管理好自己的健康。

七、其他

健康项目理论建议人们去制订可使其达到目标的计划，并对受众产生影响。理论也有助于确定哪些指标应该是在项目期间被监控和测量评估的。

健康解释理论和健康变化理论描述了问题存在的原因。它引导搜索导致问题的因素(例如缺乏知识、自我效能感、社会性支持或资源),并且可以进行更改。解释理论的例子包括健康信念模型、计划行为理论和预防措施采纳过程模型。

　　健康变化理论用于指导实施健康干预措施。它阐明,概念可以转换成程序信息和策略,并提供一个对项目的评估基础。变化理论帮助规划人员明确他们对程序做假设的理由。变革理论的例子包括社区组织与传播创新,说明了解释理论和变化理论可以用于计划和评估项目。理论与实践相契合,且充分处理实际问题所需要的理论不止一种,即一种理论绝非适用于所有的实际情况。

第六章　家庭社会经济地位

现有学界对于社会经济地位,特别是在中国情景下的社会经济地位概念存在原子化、狭窄化、静态化的误解。其实,社会经济地位概念的原貌比现在流行的传统意义上的社会经济地位概念更为注重结构性要素,强调"他者"的存在,同时也是动态变化的。为了与传统意义上的社会经济地位概念进行区别,本书特别突出了家庭社会经济地位概念,以明确社会经济地位的上述标志。为了具体阐明这一理论动态,主要借助韦伯和布迪厄的社会分层理论、埃尔德和科利(Martin Kohli)的生命历程理论,具体论述家庭社会经济地位的内涵以及相应的操作化过程。

第一节　社会经济地位的谱系

我们已知,社会经济地位指的是根据个体获取或控制有价值资源(如财富、权力与社会地位等)而对其进行的层级排名,它反映了个体获取现实或潜在资源的差异[①]。社会经济地位的英文构词中,它是由两个词根复合而成,即 socio-和 economic,分别代表社会地位(social status)和经济地位(economic status)。所以,通常而言,社会经济地位的外延涵盖了两个层面,即社会地位和经济地位。社会地位,有时也被称为社会声望,指的是社会上的绝大多数人对某个人或某个群体的综合性价值评价,换言之,是指个人或群体

---

① 张卫,李董平,谢志杰.低社会经济地位与儿童发展[J].华南师范大学学报(社会科学版),2007(6):41-45.

在社会上所受到的尊敬程度①。相对于社会地位更多依赖于主观价值评价,经济地位则主要从客观的维度予以测量,它指的是个体或群体通过对物品、货币等经济资源的占有,以满足自身消费、获取服务的能力,即对"市场购买力"规模的测量。

对社会经济地位的研究由来已久,它最初是由霍林希德、雷德利克(Redlich)两人在1949年进行的有关社会阶层与精神疾病的社区研究的过程中提出来的。所以,社会经济地位是作为社会阶层划分的一个主要标准在发挥着作用,也就是说,社会经济地位这一概念是隶属于社会分层理论的,是分层理论操作化的一个指标。所以有关上述对于社会经济地位概念的解读,是基于社会分层理论的视域下进行的,或者更为确切地说,是在韦伯的多元分层理论的范式下完成的。

韦伯的多元分层理论是基于马克思经济决定论或阶级决定论的分层理论提出来的,马克思主张在分层标准上采取经济一元论将社会阶级划分为两极阶级结构,即统治阶级和被统治阶级。韦伯认为马克思的这种经济一元论的分层标准存在局限性,认为它无法囊括社会实际存在的各种社会差别。所以,韦伯相应地提出了自己的多元分层理论,他认为在一个政治共同体中存在着三种性质的权力分配,它们分别产生阶级、地位群体和政党。阶级源于社会的经济秩序,而地位群体和政党则分别是社会秩序(地位秩序)和法律秩序的结果②。社会经济地位概念正是对韦伯的多元分层理论的一个提炼,将源于经济秩序的阶级因素作为测量个体或群体经济地位的指标,将分别源于社会秩序、法律秩序的地位群体和政党因素作为测量个体或群体社会地位的指标。正是在这个意义上,我们说西方传统意义上的社会经济地位概念的确立是在韦伯范式下完成的。同时,韦伯的分层理论所强调的是分层中社会成员的个体性和个体地位的不一致性,而不是分层中某一单位的整体意义③。这一观点是符合韦伯所主张的个体主义方法论的,即从个体性而非集体性去理解社会分层现象。所以,基于韦伯范式完成的社会

---

① 李春玲.当代中国社会的声望分层:职业声望与社会经济地位指数测量[J].社会学研究,2005(2):74-102,244.

② 李金.马克思的阶级理论与韦伯的社会分层理论[J].社会学研究,1993(2):23-31.

③ 李金.马克思的阶级理论与韦伯的社会分层理论[J].社会学研究,1993(2):23-31.

经济地位概念自然也属于个体性社会经济地位，即西方传统意义上的社会经济地位概念仅将个体的社会地位和经济地位作为该主体获取特定社会经济地位的来源，也就是说，西方传统社会经济地位指的是个体社会经济地位，它是不包含集体性范畴的。

韦伯从其个体主义方法论出发去理解社会分层现象，将社会分层的三种标准聚焦于个体层次上，以个体现有社会地位和经济地位作为划分个体社会阶层的唯一标准。但是，正如韦伯并不认为马克思的经济一元论能够完全囊括社会差别那样，韦伯的多元分层理论也并没有可以完全包含社会经济地位的外延。韦伯恰如其分地指明了社会经济地位的两个测量维度，即社会地位和经济地位。但是，社会经济地位最终指向的是个体获取或控制的社会资源或资本总量，而这一社会资源或资本总量包括两个维度：一是个体现实拥有的；二是个体潜在可利用的。韦伯的多元分层理论正是对个体现实拥有的社会资源或资本总量的明确分析，不过，他没有将个体潜在可利用的社会资源或资本总量囊括进自己的分层体系之中，作为划分个体社会阶层的特定依据以及个体获取社会经济地位的特殊来源。

韦伯理论的这一盲区得到了布迪厄分层理论的弥补。布迪厄也继承了韦伯分层理论的多元视角，他认为划分社会阶层的主要依据在于个体拥有的资本总量的差异，包括经济资本、文化资本以及社会资本，也就是说，那些拥有相同资本总量的个体或群体应该被划入同一阶层。其中，经济资本和文化资本分别对应着社会经济地位的两个主要维度，即经济地位和社会地位，而社会资本其实并不能独立构成一个地位指标。它是一种关系资本，与个人在特定社会网络结构中的地位相关联[①]。所以，社会资本并不是对应经济资本、文化资本之外的其他资本类型，而恰恰就是对应着特定的经济资本和文化资本，但是这种经济资本和文化资本并不是个体自我拥有或控制的，而是指向"他者"的经济资本和文化资本的。也就是说，布迪厄在其分层理论中，不仅考虑到将个体现实拥有的经济资本和文化资本作为划分社会阶层的依据，同时也将韦伯所忽视的个体潜在可利用的"他者"的经济资本和

---

① 林克雷,李全生.广义资本和社会分层:布迪厄的资本理论解读[J].烟台大学学报（哲学社会科学版）,2007(4):63-68.

文化资本作为个体划分社会阶层的重要标准予以考量。

布迪厄通过对社会资本概念的强调,将"他者"资本纳入个体获取特定社会阶层的来源充分体现了其关系主义方法论的主张。布迪厄在其分层理论中,将个体位置放置于网络结构即场域结构中,认为个体行动者是嵌入于特定的场域结构之中的。这与韦伯孤立的个体主义方法论形成鲜明对比。布迪厄的场域概念正是基于网络结构观念提出来的,他将一个场域定义为位置间客观关系的一张网络或一个形构,这些位置是经过客观限定的①。场域的基点在个体所处的特定的位置,个体位置之间是关联性存在的,而不是互相隔绝孤立的,换句话说,个体在场域中的特定位置是受到"他者"位置的作用的,个体自我与他者之间是互动的关系。如同棋盘中的各个棋子之间的游戏一样,各个棋子的价值和位置,并非取决于其自身,而是取决于它同其他棋子之间的关系及其变化走向②。同时,特定位置的占有是受到个体资本量的客观限定的,即在场域中活跃的力量是那些用来定义各种资本的东西。所以,不难得出结论——个体特定位置的占有或特定阶层的归类,是由两种因素共同导致的:一是个体自我现有的资本量;二是个体对"他者"资本量的有效利用。这与社会经济地位的界定是相吻合的,它表明了社会经济地位的获取来源包括自我和他者,即自我调动社会资源的能力以及能够及时有效利用他者社会资源的能力。而对于"他者"的强调是其社会资本概念的主要贡献。

从这一点出发,即从布迪厄关系主义方法论出发,我们才说它相对于韦伯从个体主义方法论出发确立的西方传统意义上的个体社会经济地位具有相对优越性和完整性。所以,对于社会经济地位的界定就不应该仅仅停留于个体性范畴,而应该是一个集体性范畴,也就是说,从韦伯到布迪厄,对于个体或群体的社会经济地位概念也从个体社会经济地位转换为了集体社会经济地位。

社会经济地位概念的转变,即从个体社会经济地位向集体社会经济地

---

① 卢斌典,陈敏."场域—惯习"视域下竞技体育异化的研究:兼论体育伦理学的体系构建[J].理论建设,2018(5):32-35.

② 高宣扬.当代法国社会哲学基本范畴的转换及其意义[J].社会科学家,2015(9):15-24.

位的过渡,最为核心的转变是资源获取途径的延伸,从仅有个体性资源延伸到包含个体性资源在内的集体性资源。这是对"他者"资源潜在利用能力的强调,是其构成个体获取自身社会经济地位的另一主要途径。但是,这里指出的对于"他者"资源的潜在利用能力,并非必然转化为个体的现实资源调配能力,也就是说,个体对"他者"资源的利用涉及是否能够及时有效地进行获取或控制。这不仅有关"他者"资源量上的规定性,同时也与"他者"资源质上的明确性相关。前者指的是个体在社会网络结构中与"他者"位置相连接的线的数量,它标志着任何与个体相关联的关系,或者说个体潜在资源利用的所有可能性。可是单就"他者"资源量上的规定性是远远不够的,因为在对个体的社会经济地位实际发挥作用的是那些能够及时有效地获取或控制的那一类"他者"资源,所以,这牵涉对"他者"资源质上的判断,也就是说,要在个体所有可能性之中获取那些能够明确预期可以获得的"他者"资源才能构成个体的社会经济地位的有效途径。

另一方面,从韦伯到布迪厄的理论范式转换,主要是在西方语境下进行论述的,问题自然就在于这种对社会经济地位概念从个体性向集体性的转变,是否适用于中国的具体情境。诚然,这种理论就其适用性整体而言是可以借鉴的,因为布迪厄以关系主义方法论确定的场域结构同样适用于论述中国社会的个体行动者之间的关系。个体行动者是在与他者的联系之中而现实存在的,并非孤立封闭的原子,这是人类社会必然的逻辑。但是,这种必然逻辑只是对人类社会质上的一个判断。从量的角度予以考量的话,不得不将个体与他者的亲密程度纳入分析。这对在中国社会情境即"差序格局"下的个体行动者来说尤为重要。费孝通先生认为中国个体行动者之间的关系是"以己为中心,像石子一般投入水中,和别人所联系成的社会关系,不像团体中的分子一般大家立在一个平面上,而是像水中的波纹一般,一圈圈推出去,愈推愈远,也愈推愈薄"①。这种差序格局的"水波纹"形式是一种按照血缘构成的亲疏远近的关系结构②。也就是说,在中国社会情境中,个体行动者注重的是"家人"关系,而不是"非家人"关系。

---

① 费孝通.乡土中国[M].北京:北京大学出版社,2012:83-107.

② 周飞舟.差序格局和伦理本位 从丧服制度看中国社会结构的基本原则[J].社会,2015(1):26-48.

　　所以,结合上述两个方面的观点:一是"他者"资源质的明确性;二是个体与他者关系在量上的亲密程度。我们不难看出,在中国社会情境下,个体行动者对"他者"资源的明确性依赖于与"他者"关系的亲密程度,或者说,个体行动者是在其家庭结构中才能够享有这种及时有效调配"他者"资源的能力的。个体在家庭成员之间可以凭借血缘或姻缘关系,通过利用其他家庭成员现有的社会资源或资本总量以进一步影响自我的社会经济地位的获取。这种基于"家庭结构"而获得的社会经济地位的改变,本书不再用集体社会经济地位概念对其论述,而是更倾向于用家庭社会经济地位来表示这一特殊的规定性,即将个体的社会经济地位获取途径放置在家庭结构的框架中进行分析,将"他者"限定在与个体拥有特定血缘或姻缘关系的成员范围内进行考虑。

　　家庭社会经济地位概念并不是对集体社会经济地位概念的背离,恰恰相反,它构成了集体社会经济地位概念的一个子集,它是对集体社会经济地位范畴的现实适用性探究的基础上得出来的,家庭社会经济地位更符合中国"差序格局"的人际关系和社会结构。

　　总而言之,通过对社会经济地位概念的时空分析,即从现代的韦伯到后现代的布迪厄,从西方话语到中国情境,社会经济地位的内涵和外延发生了两次主要的转变。也正是在这种转变过程之中,理清了社会经济地位概念发展变迁的谱系,从个体社会经济地位到集体社会经济地位,继而发展到家庭社会经济地位,前后概念之间是继承的,也是发展的。

第二节　家庭社会经济地位的获取途径

　　家庭社会经济地位概念是从集体社会经济地位概念进一步演化而来的,其主要差异在于后者仅就"他者"位置的强调,而家庭社会经济地位更突出的是对于"他者"位置性质的判断,也就是对个体与"他者"关系亲疏远近的测量。所以,对家庭社会经济地位的分析也着重于特定的家庭结构之中,从个体在家庭结构中所处的位置,所扮演的角色出发,明确个体与其他家庭成员之间的相互关系,从而分析家庭社会经济地位的影响因素。

　　但是,个体在其家庭结构之中所处的位置或者所扮演的角色并不是固定的,而是随着个体年龄时间的延续、特定生命事件的发生产生相应变化的。也就是说,个体在其家庭结构中扮演的角色是受到个体生命历程阶段的影响的。生命历程大体是指在人的一生中随着时间的变化而出现的,受到文化和社会变迁影响的年龄级角色和生命事件序列。它关注的是具体内容、时机的选择,以及构成个人发展路径的阶段或事件的先后顺序①。它主要由两个关键概念构成,即转变与轨迹。转变意指事件对人生造成的转折点,轨迹则是这个转折点对之后人生带来的持续影响②。而对于个体的生命历程来说,构成个体人生转折点的生命事件有很多,一般包括入学接受教育、进入职场获得工作、结婚生子组建家庭、转业、迁移以及退休等等。这些转折点都会对个体人生发展的路径产生影响。

上述有关生命历程的阐述是基于埃尔德范式的一种解读,该范式注重从中微观层次去论述特殊生命事件对同期群生命轨迹形成的作用,试图将特殊生命事件作为同期群生命轨迹的因,或者说将同期群生命轨迹的形成视作其经历过的特殊生命事件的果,在这种简单的因果分析中找出事件与轨迹之间的关系。所以,基于埃尔德范式的生命历程研究将其研究对象限定为遭遇相同特殊事件的同龄群体,而非稳定社会中的一般大众③。所以,为了扩展埃尔德范式研究范围,将其研究对象扩展到一般大众,对生命历程结构性因素的探讨就成为近期生命历程研究的着力点。在这方面最为主要的代表人物就是德国学者科利(Charles H. Cooley),在其努力下,形成了与埃尔德范式分庭抗礼的科利范式。

科利范式的出发点是将生命历程予以制度化,即生命历程的制度化,它意指在过去两个世纪以来人生渐渐发展出来的一种编排模式,这种编排模式同时既调控了角色位置的顺序,也调控了将人们的体验与人生计划组织起来的一套生平规划方针。科利范式将这种编排模式进行了一般化处理,

---

① 李强,邓建伟,晓筝.社会变迁与个人发展:生命历程研究的范式与方法[J].社会学研究,1999(6):1 – 18.

② 郑作彧.生命时间的结构性[J].华中科技大学学报(社会科学版),2018(5):99 – 106.

③ 郑作彧.生命时间的结构性[J].华中科技大学学报(社会科学版),2018(5):99 – 106.

认为社会一般大众都普遍受到这种编排模式的影响,从而达到"常态生平"。常态生平指的是人们会根据生命历程制度构筑出符合社会期待的个人生平。也就是说,个体的生命历程并不是杂乱无章的,而是具有内在结构性因素的。科利认为,这种结构性因素是由现代制度框架所规训的,现今对生命历程最重要的制度是学校教育系统与退休系统。学校教育系统划分出"童年与青少年阶段""成年阶段",退休系统则将"成年阶段""老年阶段"划分开来①。

如果用埃尔德的术语去阐述科利有关生命历程的三阶段划分的观点的话,也许更能让我们把握住两者的异同。埃尔德与科利都强调生命历程的时序性以及生命事件的重要性。科利依据学校教育系统和退休系统作为制度性因素,构成埃尔德生命历程中的转折点,即转变因素。这一转变因素在科利看来能够一直延续到个体生命历程的某一个时期,而且会对其后续人生阶段产生影响,这整个阶段的演进就构成了个体的生命历程轨迹。其主要区别在于,埃尔德将这种轨迹理解为特殊同期群体的研究,而科利认为这种阶段性划分是适用于一般大众的,任何生活在现代的公民都会受到这种外在的制度性规训。个体生平是在这种社会期望下逐渐形成的,换句话说,个体的生命历程其实依据的是权威机构指定的社会路线,其个体的能动性是受到约束的。

既然个体的生命历程具有阶段性的特征,而且这种阶段性是具有一般性的,是一般大众都会经历的生命转变、都会体验的人生轨迹。那么,个体在其固定的人生阶段中必然遵循着一套稳定的行为模式,也就是说,个体在生命历程的三个阶段中主要扮演的社会角色是固定的。科利做出生命历程三阶段划分的主要着眼点在于工业资本主义的薪资劳动系统,即从满足自由劳动力市场的角度看待人生阶段的,借用科利的"初级群体"和"次级群体"概念,本书认为学校教育系统将"童年与青少年阶段"和"成年阶段"区分出了初级消费者角色以及生产者角色,而退休系统则将"成年阶段"和"老年阶段"区分出了生产者角色以及次级消费者角色。

---

① 郑作彧. 生命时间的结构性[J]. 华中科技大学学报(社会科学版),2018(5):99-106.

科利是从社会结构的角度对个体的生命历程进行阶段性划分的,本书则从更为微观的家庭结构视域去做出个体生命历程的角色划分。对应于个体生命历程的三阶段,即童年与青少年阶段、成年阶段以及老年阶段,其所属家庭结构分别是向下三角结构、对等平行结构以及向上三角结构(以核心家庭作为探讨)。这里的"向下""对等""向上"表示的是资源或资本的流动方向。个体在童年与青少年阶段处于接受教育的重要时期,尚没有劳动能力或仅有些许劳动能力,但是其主要的生活开支、学习支出等都依赖于父辈的支持,其所扮演的家庭角色就是初级消费者,它指的是个体由于没有劳动能力或者缺少固定的劳动能力造成其无法负担生活学习成本,需要完全或很大程度上依赖于父辈的支持,也就是说个体是依靠血缘关系获得其生存资源或资本的。而到了成年阶段,个体有两个关键的生命事件需要经历:一是成家,二是立业。它们分别符合人们对婚姻制度与市场制度的社会期望。个体在此阶段脱离原有的家庭,从而组建自己的家庭,其家庭结构表现出平行结构①,即自身与配偶。不管是自身还是配偶,在该阶段都是扮演着具有特定劳动能力和生产能力的生产者角色,所以他们的资源或资本的流向是循环对等的,即对个体自身而言,其所获得的生存资源或资本主要通过自身生产和婚姻关系获得。最后一个阶段就是老年阶段,个体由于退休制度的设立,丧失了从事特定劳动的资格,从而无法通过生产活动来满足自身的日常开支。所以,处于该阶段的个体从生产者角色转变为次级消费者角色,不同于初次消费者角色的是老年人是经历过生产阶段的,也就是说,老年人拥有一定的资源或资本的原始积累以供养老之用。同时,该阶段的个体由于经历了婚姻家庭阶段,特别是在我国"养儿防老"观念的推动下,子辈的供养也是老年人获得养老资源或资本的重要来源,呈现为子辈资源向上流向老年人。所以,老年人主要通过自身积累以及血缘、姻缘关系获得生存的资源或资本的。

---

① 这里说的平行结构并不是指实际的家庭结构样态,并不是说个体在成年阶段无法形成三角结构,即子女的出生。而是从能够加以利用的生存资源或资本的角度去呈现主体的,也就是说,处于成年阶段的个体的子女是缺乏对父辈资源或资本的输出能力的,类似于个体在童年或青少年阶段的分析,只有当个体步入老年阶段,子女才表现出一定的供养能力与供养的必要。

通过上述分析,家庭社会经济地位关注的自身与他者,特别强调的是他者位置的性质,即自身与他者亲疏远近的判断,这主要表现为一定的血缘或姻缘关系。所以个体与他者的关系也主要表现在特定的家庭结构之中。生命历程理论不仅指明了个体是嵌入于特定的家庭结构之中的,同时也表明个体的家庭结构同样是嵌入于个体整个生命历程之中的。简言之,个体在家庭结构之中的位置以及与他者位置的性质是随着生命历程三阶段的转变而发生变化的。家庭社会经济地位概念主要指涉的就是个体现有的以及潜在可利用的资源或资本总量。个体在生命历程的不同阶段中,其扮演的角色从初级消费者转变到生产者,最后回归到次级消费者,表明用以测量个体的家庭社会经济地位的指标主体也发生了相应的变化。童年和青少年阶段,个体的家庭结构表现出向下的三角结构,个体处于完全被动依赖的位置,所以用以测量其家庭社会经济地位的指标主体仅包括父辈,即将父辈的社会经济地位指标作为测量该阶段个体的社会经济地位。在成年阶段,个体的家庭结构是平行对等结构,个体不仅能够实现自身生产,同时通过婚姻以实现与配偶共同生产,所以对于成年阶段个体的家庭社会经济地位理应包括自身与配偶这两个指标主体,即用自身与配偶的合成指标来具体测量该阶段个体的社会经济地位。而在老年阶段,个体的家庭结构又回归为三角结构,但是资源或资本的流向却是向上的,即强调了子辈对个体资源或资本的供给。所以,在老年阶段,构成个体的家庭社会经济地位的指标主体包括自身、配偶以及子辈,即用三者的合成指标来测量该阶段个体的社会经济地位。

第三节　家庭社会经济地位指标的选取

家庭社会经济地位概念具有两个最为基本的特征和标志:一是关注自身位置与"他者"位置以及两者位置之间的亲疏远近,即将个体的社会经济地位纳入特定家庭结构之中加以考究;二是注重个体家庭角色的年龄阶段差异,换言之,就是将个体所处的家庭结构放置在个体完整的生命历程阶段中予以呈现。这是家庭社会经济地位概念化的最终结论。自然而然,家庭社会经济地位的操作化过程也必然需要体现这两条基本标志的内涵。但是,就以往有关家庭社会经济地位的具体操作化方法而言,即在对个体的社会经济地位进行测量过程中,其所选用的指标主体以及指标体系显然与这一要求相去甚远。家庭社会经济地位的指标,本书已经阐述过了,而对于其指标体系的选择在已有的相关文献中已经非常成熟,也得到了学界的认同,包括三个方面:受教育程度、职业地位和收入水平①。这三个指标分别对应着个体的社会经济和经济地位维度,总体反映了个体在特定场域结构中所处的位置以及其相应调动资源和使用资本的能力。

依据个体生命历程的阶段划分,家庭社会经济地位在对于指标主体的选择也表现出阶段性的差异性,即童年青少年阶段的父辈、成年阶段的自身与配偶以及老年阶段的自身、配偶以及子辈。在以往的相关文献中,也存在家庭社会经济地位(FSES)这一概念,它指的是家庭在教育、财产、社会地位等有价值的资源上的层级排名。目前学术界倾向于从三个方面进行测量:父母亲的受教育水平、父母亲的社会职业、家庭经济收入②。这一界定与本书所主张的 SES 存在实质上的区别,主要表现在分析单位上,FSES 的分析单位是家庭,它测量的是家庭阶层,属于集体性范畴。所以在现有的相关研究中,主要是家庭阶层地位对童年青少年群体的学业成绩、教育发展、智力水平及就业等方面的相关性研究③④⑤⑥⑦。FSES 主要指向的是一个外在结构性要素,而不是隶属于个体的内生性要素。而 SES 的分析单位是个体,它指向的是个体所处的社会阶层地位,所以属于个体性范畴。但是它将 FSES

① BLAU PETER M, OTIS DUDLEY DUNCAN. The American Occupational Structure[M]. New York:The Free Press,1967:68 – 74.

② 杨秀木,齐玉龙,申正付,韩布新,孟贝.家庭社会经济地位、职业价值观对医学生主观幸福感的影响[J].中国临床心理学杂志,2015(1):154 – 158.

③ 李琼,倪玉菁,李小青.新课程改革环境下教育的平等性:家庭社会经济背景对学生学业成绩的影响[J].全球教育展望,2011(4):25 – 33.

④ 郑洁.家庭社会经济地位与大学生就业:一个社会资本的视角[J].北京师范大学学报(社会科学版),2004(3):111 – 118.

⑤ 师保国.家庭社会经济地位、智力和内部动机与创造性的关系[J].心理发展与教育,2007(1):30 – 34.

⑥ 周皓.家庭社会经济地位、教育期望、亲子交流与儿童发展[J].青年研究,2013(3).

⑦ 陈敏倩,冯晓霞,肖树娟,苍翠.不同社会经济地位家庭儿童的入学语言准备状况比较[J].学前教育研究,2009(4):3 – 8,18.

所测量得到的这一外在结构性要素作为个体所处社会阶层地位的测量指标主体以及体系,也就是说,SES 在童年与青少年阶段所选择的指标主体和指标体系与 FSES 是相同的,都指向父辈的教育、职业以及收入指标。

其次,由于两个概念在分析单位上的差异,导致了其在研究领域的应用、研究对象的选择等方面存在明显不同。FSES 主要应用于教育、医疗以及心理学等领域,研究对象上主要为学龄前群体以及学生群体。而 SES 是社会学阶层划分的主要依据,在研究对象上涵盖任一年龄阶段的个体或群体。简言之,FSES 可以被看作 SES 在个体生命历程阶段早期,即童年青少年阶段对个体的社会经济地位进行测量的一个子概念(这仅就 SES 的操作化而言是合理的)。而对于成年阶段和老年阶段的 SES 操作化过程中,主要表现出指标主体的不完全涉及以及指标体系的不完整使用。大部分研究在对 SES 测量过程中,仅将个体自身作为唯一测量主体,基本上没有涉及"他者"主体[1][2][3]。而在指标体系的选择上也存在着比较明显的不完整——部分研究仅考虑教育、职业以及收入三个指标中的一个或两个,而忽视其他指标的重要性[4][5][6]。所以,在对个体的社会经济地位进行测量过程中,要保证指标主体以及指标体系的完整性。

同时,在对家庭社会经济地位的测量过程中,需要考虑到多个指标主体的指标体系,最终需要将多个主体的指标合成为一套完整指标以反映特定个体的社会经济地位,即分别将所涉主体的职业等级、教育等级以及收入进行简单合成,形成三个合成指标以分别反映个体在职业、教育以及收入上的位置水平。但是,这三个指标的合成方式是存在着一定区别的。对于职业

① 焦开山. 社会经济地位、环境意识与环境保护行为:一项基于结构方程模型的分析[J]. 内蒙古社会科学(汉文版),2014(6):138 – 144.

② 田丰. 逆成长:农民工社会经济地位的十年变化(2006 – 2015)[J]. 社会学研究,2017(3):121 – 143,244 – 245.

③ 王甫勤. 地位束缚与生活方式转型:中国各社会阶层健康生活方式潜在类别研究[J]. 社会学研究,2017(6):117 – 140,244 – 245.

④ 王甫勤. 社会经济地位、生活方式与健康不平等[J]. 社会,2012(2:)125 – 143.

⑤ 陈皆明,陈奇. 代际社会经济地位与同住安排:中国老年人居住方式分析[J]. 社会学研究,2016(1)73 – 94,243 – 244.

⑥ 谢桂华. "农转非"之后的社会经济地位获得研究[J]. 社会学研究,2014(1):40 – 56.

等级以及教育等级而言存在着加法效应,即要分别将所涉主体的职业等级或教育等级加起来合成一个指标,以综合反映个体在职业或教育上的位置水平。而对于收入而言,则表现为平均效应,即要将所涉主体的收入加总后再除以家庭规模数量,以家庭人均收入指标反映个体在收入上的位置水平。这两种不同合成方式的存在,主要是职业与教育相对于收入而言更不易受到家庭规模的影响,表现出相对稳定性。不管是职业、教育还是收入,都指向个体现有或潜在可利用的资源总量。个体的职业、教育身份所指向的资源总量与"他者"的职业、教育身份所潜在可利用的资源总量是同时存在的,也就是说,个体在自身资源的基础上,享有了对他者资源的追加利用。而对于收入而言,个体所能实际享用的收入资源是会受到家庭规模的影响的,当家庭规模越大的时候,个体在童年青少年阶段所能够得到的资源投资或成年阶段和老年阶段所能实际自我使用的资源都会越少,反之亦然。所以,在对家庭社会经济地位各个指标进行合成时,要注意区分职业与教育的加法效应和收入的平均效应。

依据上述对家庭社会经济地位操作化过程的分析,最终,本章将家庭社会经济地位操作化结果按照个体生命历程的阶段差异进行划分。对于童年和青少年阶段的个体或群体主要从父辈的职业等级、教育等级以及家庭人均收入具体测量该个体或群体的社会经济地位;对于成年阶段的个体或群体主要从自身和配偶双方的职业等级、教育等级以及家庭人均收入进行测量;而对于老年阶段的个体或群体主要从其自身、配偶以及子辈的职业等级、教育等级以及家庭人均收入进行测量。

第四节　个体社会经济地位纳入特定家庭结构

本章在考察了社会经济地位概念的发展演变史后,最终提出了家庭社会经济地位概念,也就是说,将个体的社会经济地位纳入特定的家庭结构之中予以考量,实现了从原子化的个体社会经济地位向注重关系网络的家庭社会经济地位的转变。同时,本章进一步论述了家庭社会经济地位的动态发展标志,也就是将其纳入生命历程理论中予以呈现,指明个体在不同的年龄阶段上,其所处的家庭结构以及相应的位置都会存在着转变,换句话说,个体的社会角色在年龄阶段上存在差异。所以,笔者依据科利范式对个体生命历程所作的划分,分别探讨了个体童年青少年阶段、成年阶段以及老年阶段下家庭社会经济地位外延上的转变,即指标主体选择上的差异。最后,本章结合了上述两段分析,最终提出了合理的家庭社会经济地位的指标主体以及指标体系,进行了系统的操作化过程。具体指明童年青少年阶段的父辈主体,成年阶段的自我与配偶主体以及老年阶段的自我、配偶与子辈主体,同时强调了职业与教育等级的加法效应以及收入的平均效应。

本章将传统意义上社会经济地位概念与社会资本概念进行了一次初步的综合尝试,将社会资本当作个体潜在拥有的指向"他者"的资源总量或资本,纳入对个体的社会经济地位测量过程中。但是尚未形成一个系统的逻辑链条,仍需要进行深入的理论探讨。同时,本章主要是从理论上对家庭社会经济地位概念进行了系统的论述与证明,但缺少实际的数据验证,这是本章最大的缺陷之一。所以,今后的一个研究方向就是对这一操作化结果进行实证分析,不断加以完善。

第七章 生命理论视角下的老年期健康问题

20 世纪 40 和 50 年代,学界将作为结构类别的年龄差异的社会学概念与关注内部个人动态的人类发展的心理传统更加明显地区分开来。然而,对埃德勒及其同事而言,应该强调的是:心理学、社会心理学、社会学和历史学的观点之间的密切联系仍然是广泛研究中的一个重点。

在 20 世纪 60 年代和 70 年代,更广泛的年龄差异概念(以及相关研究领域)进一步被更狭义的年龄分层概念细化了(它不仅强调功能特异性,还强调资源和权力分配的不平等),即传记是主观叙述,代际是一种文化建构,生命历程是社会结构、制度模式和人口学概念上的队列。

在 20 世纪 80 年代,学界曾经出现过多次尝试,人们想指出在过去的社会中以及和过去的社会相比,生命历程(以及生物学)的特殊性。一方面,科利和其他人试图证明生命历程是如何从那种个体生命阶段都以工作为中心的经济先决条件中产生的。另一方面,现代生命历程的独特性来源于福利国家的出现。最后,从 20 世纪 80 年代中期到 20 世纪 90 年代,出现了一种类似于有差别的生活历程的社会学的东西,即对在日益受限的历史时期和社会之间,生活历程的模式是如何变化的描述。

第一节 健康生命历程概念

健康习惯形成的证据来自长期训练和人口研究,许多的共同主题也来自于此。我们用一个生命历程的观点来整合这些主题,这个观点的中心设想是个体发展的轨迹和社会网络的长期"纠缠"制造出了个人的生命历程。在这一问题上,我们的观点表明社会关系和健康行为呈现在整个人生里。理解这个呈现的过程在解释社会因素是如何影响健康行为的问题上是重要的一步。

　　生命历程中的健康行为理论解释了许多的健康不均衡发展以及改变了我们在某个特定的年龄段才看到的这个结果的问题。个人的健康水平必然地、不可改变地随着年龄下降。但是许多人成年前期很健康，在进入老年期以后依然比同龄人显得更有活力，但与之相反，有些年轻人身体状态甚至不如花甲老人，许多年轻人更是有"30岁的身体，60岁的心脏"。

　　更进一步的，生命历程中的健康行为理论认为个人可以在任何时候克服健康问题来提高健康水平。因此，一个生命历程的框架可以表明在不同的年龄段，具体的健康行为为什么、什么时候及如何来相似地或不同地影响健康行为。此外，考虑到在生命历程中个人如何生存的重点问题上嵌入更大的内容，这样的框架对于考虑社会关系和健康行为的联系是如何有助于人口统计学在健康上的差异是有用的，尽管这个特别的主题超出了这个观点的范围。

　　广泛地说，社会影响因素在结构和内容上被研究者考虑了进来。社会影响因素的构造反映了社会综合和社会网络的程度，然而，其积极的和消极的内容也反映了社会支持和压力的程度。社会综合引用特别关系的存在和数量，有时候引用这些联系的频率。社会孤立，是社会综合的一种缺失，可能在不利的健康产出方面是一种非常重要的预言者。社会网络被定性为焦点上的人和他的社会网络中的与其他人之间的关系。社会支撑指的是心理上的持续的关系，然而压力指的是可能存在于关系中的挑战和困难。

　　生命历程的长远观点对于理解这些不同的社会联系规模的健康含义是有用的，有两个原因。第一，健康行为随着时间而改变，有些习惯在童年养成，比如饮食、锻炼，而有些则开始于青春期和成年早期，比如吸烟、喝酒。因此，关系可以指依赖于不同人生阶段的不同的东西，它们的影响可以渗入各个阶段，甚至是关系自己改变或消退。例如，父母形成饮食和锻炼的习惯有利于孩子的身体，反过来也和增加成年时期的心血管疾病患病率以及过早死亡的风险有关。另一个例子，在青春期以及成年早期的同龄人的关系经常是吸烟、酗酒。在这段时期，它们的影响达到顶峰，然后通常因为新的浪漫的伙伴关系介入而慢慢变小。第二，有影响力的社会联系随着个人的成长，会发生结构上及内容上改变，而这种改变有着健康的含义。例如，对于在童年时期的健康行为的最重要的社会联系(例如亲子关系),可能不会在其成年时期继续发挥至关重要的作用(例如同伴关系、伴侣关系),因此我们说,一个重要的社会联系通常会随着个人的生活状况转变而转变。

第二节 健康、疾病和生命历程方法的实践

生命历程方法在帮助人们了解人口健康和福祉方面正日益发挥重要作用。这种观点认为,健康是我们一生中所遇到的风险行为、保护因素和环境因素的产物,这些因素对特定的结果具有累积的、附加的、甚至倍增的影响。因此,它为解释人们早年的经历如何影响他们后来的健康和机能提供了一个框架。

生命历程的观点也适用于审查和处理不同社会经济地位群体之间的健康结果差距的形成缘由。例如,与在美国本土出生的儿童相比,移民儿童在其婴儿、幼儿和青少年的整个发展过程中往往经历与之不同的健康和经济状况。语言上的孤立、经济上的匮乏、缺乏医疗保险以及获得医疗保健的机会有限或缺失,都损害了许多移民儿童的成长和发展轨迹。另一方面,这些儿童可能从小就经历文化和社会环境的转变,这可能对他们今后的健康和福利产生积极影响,从而减轻他们所经历的对健康的消极影响。

从历史上看,英国社会科学领域的专家也一直在强调多学科投入的纵向研究的必要性,这类大规模的长期追踪调查可以揭示生命早期的暴露对后来健康结果的影响。通过精心设计的研究有可能进一步了解弱势群体、少数群体和移民群体的健康和社会福利需求。的确,目前国际上的很多国家正在进行一些侧重儿童和青年纵向发展的研究,包括澳大利亚儿童纵向研究、英国的千年队列研究和加拿大的全国儿童和青年纵向调查。无疑,从事这类研究需要统一的国家规划、大量的资源和对仔细分析和传播收集到的数据的实质性承诺。纵向研究往往难以收集复杂而详细的信息,既要提供全国性的概率样本,又要为亚群分析提供足够的动力。事实上,能够容纳上下文数据、多级建模和复杂调查方差估计的分析技术和统计软件尚未得到广泛验证。然而,尽管存在这样的方法论上的挑战,跟踪参与者从先入为主到童年、青春期和成年的研究仍然是必不可少的。早期儿童纵向研究,从

幼儿园和出生队列、全国青年纵向研究、全国青少年健康纵向研究和计划中的全国儿童研究是我国社会科学研究者目前努力的目标。

第三节 生命历程视角下的老年期健康

将健康问题置于整个生命历程中来看的话,老年人健康实质上是健康问题的一个特殊阶段,如果采取传统的视角,将老年人的社会经济地位作为老年人健康的一个影响变量的话,势必陷入误区。因此,我们这里首先讨论社会经济地位对健康发展的作用路径,进而分析作为健康发展的一个特殊阶段,老年人的健康状态是如何改变的。

基于生命历程健康发展理论的形成,我们可以发现,这一理论主要吸收了三个领域的研究成果——医学(包括生物学、流行病学、基因学)、社会学(包括生命历程理论、发展理论)和心理学(毕生发展心理学),而之所以出现这种融合特征,恰恰是因为健康发展正是在这三个方向上展开、形成并发生互动的。而就健康本身的概念来讲,目标指向性的行为需要精神上与身体上的能力,这恰好是心理学和医学的关注领域,而社会学则关注的是这种目标指向性行为的环境。基于以上,我们将生命历程健康发展过程区别为三个基本路径——生理路径、心理路径和社会路径。所谓生理路径,是指健康发展过程中个体的生理状态演变,与之相应的,心理路径指的是心理精神层次上的状态演变,这两个路径较多地关注个体本身,而社会路径则更多地关注健康发展过程中的环境因素。基于 LCHD 理论的基本原则,我们可以清楚地认识到,这三个路径之间不是独立的,而是存在着多层次的相互影响,同时在个体生命历程的不同阶段也有着不同的发展状态。基于这样的认识,我们来分析社会经济地位是如何影响个体的健康发展过程的。

首先从生理路径来看,个体的生理状态是实现个体一切行动的必要的基础,而且这一路径的开始要早于心理路径和社会路径。基于生理路径的这种较早的发生状况,可以通过关注孕前到产前这一阶段从而更为清晰地认识生理路径,因为孕前至产前这一阶段,社会经济地位通过心理路径和社会路径对个体健康发展产生的影响可以忽略。有越来越多的研究证明,母体在这一阶段内的状态对后代有非常显著的影响,如母体在孕前的体重过高或者在孕期体重增长过快,会明显提高后代的肥胖和心脏病风险;母体孕期的糖尿病、高血压等问题会显著提高后代的患病风险;母体的营养水平也会通过体内的微量元素环境对后代产生持久而深刻的影响①。而女性的体重、健康、营养水平与社会经济地位存在明显的相关性,从这里可以看到社会经济地位通过母体对个体健康发展产生的影响,这种影响主要是通过生理路径进行的。

生理路径开始较早不意味着其会在某一个时间节点结束,而是与心理和社会路径一同持续到个体死亡,虽然个体出生后心理路径和社会路径同样开始起作用,但仍能非常明显地发现社会经济地位通过生理路径对个体健康发展产生的影响,如社会经济地位较低的家庭和孩子在各种生理性健康问题上都有更高的发生风险,包括意外损伤、传染病、口腔疾病等。

其次从心理路径来看,个体的心理状态是个体社会适应性和能力发展的重要条件,社会经济地位通过这一路径对健康发展的影响在儿童期和青少年期尤为明显,主要原因在于个体在这一阶段的主要任务即培养社会适应性和提升个体能力。由于儿童期和青少年期对家庭的依附,我们难以测度个体此时的社会经济地位,若以家庭社会经济地位来测量,其实质上测量的是个体的家庭环境,而非个体自身的社会位置,基于这一点,对这一阶段个体在其经常生活的环境,如学校、家庭中其是否被边缘化,或者是否属于从属地位进行测量,将更具合理性。有研究表明,被边缘化的经历可能与心理问题、学业失败和反社会行为有相关关系,这一点在年轻人中更为明显;博伊斯(Boyce)的研究发现,5岁年龄组的孩子在班级中的社会分层模式与更大的成人社会是相似的,在班级中处于从属地位的孩子有更多的抑郁症状、更频繁的注意力不集中、更为消极的同伴关系和更少的亲社会行为。可以看出,社会位置会直接影响到个体的心理状态,而家庭社会经济地位的差异则会通过改变家庭环境对个体心理状态产生影响,包括父母的抑郁、婚姻冲突等均会使得处于敏感期的儿童在心理状态上出现消极反映。

最后从社会路径来看,个体的社会经济地位直接影响个体在健康发展

---

① BARKER D, GLUCKMAN P D, et al. Fetal Nutrition and Cardiovascular Disease in Adult life[J]. Lancet, 1993(341): 8850.

过程中获得资源、提升并维持健康水平的能力,这一点在社会分层导致的健康不平等问题上表现得尤为明显。首先,社会经济地位直接影响了个体获取健康资源的能力,社会中上层能够更容易地获得健康的食物、好的居住环境以及好的医疗资源;其次,社会经济地位直接影响了个体提升健康水平的能力,社会经济地位高的人更倾向于形成健康的生活习惯;最后,社会经济地位直接影响了个体维持健康水平的能力,社会经济地位较高的人,在健康状况发生衰退或恶化的阶段,能够调动更多的健康资源、采取更为有效的行为方式来减缓这种衰退与恶化,这一点在老年人群体中表现得更加明显。

　　社会经济地位即通过这三个路径对个体的健康发展产生影响,需要强调的是,这三个作用路径不是独立的,而是相互影响、各有侧重的。生理路径侧重于影响个体的基本健康,心理路径侧重于影响个体的发展能力,而社会路径则影响着个体的生存环境;这三者也不是相互独立的,不同路径之间存在着复杂的相互作用,这种社会经济地位通过三条路径对健康发展的影响可以通过下图表示。

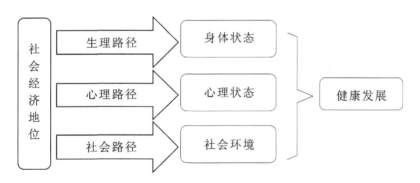

　　基于以上分析,我们来看老年阶段作为生命历程健康发展的一个阶段的特殊性。老年阶段作为个体生命历程中的最后一个阶段,首先是对过往阶段的健康发展过程的继承,因此上文所述的作用路径对老年健康同样有效。基于LCHD理论的时间性和复杂性原则,可以认为老年阶段的健康发展面临着与其他生命阶段不同的任务,从生理路径上看,这一阶段个体面临着身体功能的自然弱化和丧失及疾病风险的提高等问题;从心理路径上看,个体面临着接近死亡的压力、空巢、退休等心理状态的变化;从社会路径上看,老年人有可能面临社会经济地位的迅速下降、社交活动的减少等问题。

从这里可以发现,个体的老年阶段的主要任务已不是去维持已有的健康发展水平,而是尽量减缓健康发展水平的退化。

基于老年阶段健康发展的主要任务,我们就能够更好地分析社会经济地位是如何影响老年期的健康结果的。首先,较高的社会经济地位使得老年人在进入老年期之前能够拥有更高的健康发展水平,而更高的健康发展水平意味着个体能够以更好的状态面对老年期会出现的各种问题;其次,较高的社会经济地位通过生物、心理、社会三个路径减缓了老年阶段个体的健康发展水平的降低,通过社会路径使得个体能够获得更多的健康资源、形成更有效的健康行为,通过生理路径减缓个体身体上的老化,降低疾病风险,通过心理路径调节个体心理状态,使其更好地适应老年生活。

从前文对生命历程发展理论的介绍和社会经济地位通过三个路径对健康的影响可以发现,老年健康问题不能仅局限于老年群体进行研究、仅局限于老年阶段进行研究,健康发展是贯穿于整个生命历程之中的,每一个阶段的状态都直接影响到下一个阶段,如果仅仅在老年阶段进行健康干预,无异于扬汤止沸。因此必须在生命历程的整体视角下开展健康研究,而生命历程健康发展理论,正是目前国内的健康研究所需要的理论支撑。

第四节　健康长寿:多个生命阶段的健康接力

生命历程研究于绘制分析在几十年中、跨越多个生命阶段的生命历程方面取得了进步,那么我们从这些研究中学到了什么呢? 我们希望通过这样的研究来回答两类问题:首先,在更大的寿命跨度中,一些特定的社会经济特征和行为有多稳定? 第二,如何最好地理解生命轨迹的动态? 童年时期、青春期和成年前期的早期状况是否对中年后期以及退休人员和老年人产生直接影响,并且是在这些因素不能被教育程度、入学条件、家庭构成等关键干预结果所解释的情况下? 成年后发生的事件和状况是否会明显改变人生未来的轨迹和结果?

埃德勒在相当长的生命时间段(≤72 岁)内观察了 424 名男孩,这些男孩出生在 1910 到 1914 年之间。他们是来自特曼(Terman)的天才儿童样本,并且在 18 个参数中就有两个显示出有关早期家庭经历和职业轨迹的显著影响。

弗兰切斯孔(Francesconi)等人利用德国社会经济学小组的数据回顾了在西德儿童时期家庭结构对晚年成就的影响,并得出结论,其除了对教育程度的影响、吸烟的可能性和领取福利援助的风险外,对健康、收入或失业风险没有长期影响。恩伯森(Umberson)等人着眼于童年和成年时期的压力及其对婚姻质量的影响。还有学者认为,早期家庭破裂对后期主观幸福感的影响有限。

朔恩研究了5岁和7岁儿童早期经济状况和阅读能力的综合影响,划分了4组群体:有多重优势的,成绩不佳的,有弹性的和脆弱的群体。他根据英国队列研究有关1958年和1970年出生人群的数据发现,样本早期状况没有对其家庭结构产生影响,在工作领域(失业和职业状况)有中等影响,而对痛苦和情绪控制的影响一般很小。弗斯腾伯格(Furstenberg)发现,在控制了选择性后,一群未婚妈妈的早期分娩在40年后并没有产生或仅产生了中度的消极后果。

在这些分散的并且大部分是负面的证据中,有几个工作点指向了相反的方向:关于童年时期的状况对后期健康情况和劳动力市场行为的研究、父母与子女之间的情感关系和学习动机以及(很少从生命历程的角度来考虑的研究传统)离婚影响的代际传递。累积的和跨国的证据指出了一种超越了选择效应的机制,即离异父母的子女对婚姻的承诺较低。

劳布(John Laub)和桑普森(Robert Sampson)为一段历时很长的重要生命历程动态研究做出了贡献,在早期研究52名少年犯轨迹的后续研究中,他们不仅得出了定性和定量方法(潜在聚类和等级效应模型)的示范性组合,而且还从理论上挑战了整个领域的有关早期决定后期生活结果狭隘观点,此项研究的成果展示了各种组织因素对于成年后对修改和扭转早期轨迹的影响。他们坚决拒绝在人生早期设立个人发展未来的预设前提,反对被大多数生命历程理论家所认同的"生命早期的遭遇继续保持相对不受外部条件和环境的影响"(即"童年的长臂"效用)这个假说。这由劳布和桑普森发出的觉醒呼吁,在心理学、经济学、行为遗传学和人口统计学等迅速增长的文献数量中效果尤其显著,研究者仍然在寻找在生命历程中对人生命有决定性的早期因素。

　　生命历程理论研究的成果现阶段在国际上有着非常广泛社会政策应用,这其中大多数公共卫生政策致力于预防生命早期可能对个体晚年造成的伤害,但是这其中存在一个重要的逻辑问题——制定的哪些干预措施是可以减缓早些时候不利影响的进展以及扭转任何潜在的伤害? 通过系统地追求生命历程范式,我们可以潜在地减少卫生资源供给不平等造成的沉重的人力和经济代价。

　　实际上将生命早期初始条件与生命晚期的健康结果联系起来的研究相对较少。邓肯和布鲁克斯(Brooks－Gunn),霍布克莱福特(Hobcraft)和基尔南(Kierman)及魏格米勒(Wagmiller)等人也仅仅停留在追踪个体早期初始条件与晚期生活结果,深入分析了成长于贫困生活的经济后果。但是,几乎所有这些发现都只是在个体青春期和成年早期出现的。有一个例外,是豪瑟(Hauser)和斯威尼(Sweeney)使用威斯康星州的纵向研究(WLS)的数据得出的结论:"几乎没有证据表明贫穷的直接影响持续到成年以后"。华顿(Watton)等人也利用 WLS 数据测试了职业成就的决定因素如家庭背景、教育程度和能力在整个生命历程中产生的影响是如何变化的。从生命历程的研究中获得的知识可以坚定地应用于不同年龄、种族/民族、社会经济和性别群体的健康和其他政策项目,以为人们减轻痛苦,并提供健康和充实生活的希望。

总结与政策建议

社会经济地位影响着人的整体功能,特别是我们的身心健康。较低的社会经济地位会引发一连串的相关结果,如较低的教育成就,贫困状况的加深以及健康状况恶化,这些负面结果交互作用的最终会影响我们的社会发展。在我国,健康水平的分布,资源分配和生活质量的不平等正在加剧,差距正在拉大。社会受益于更加关注社会经济地位不平等的原因,并应努力减少社会经济地位的深刻差距。

一、研究结论回顾

本书的出发点是基于群体发展角度来重塑对健康的理解,从理论假设来说:生命转变始终是社会轨迹的一部分,并且会赋予其独特的意义和形式。本研究将生命历程理论融入健康模型,一个人的健康发展轨迹不仅仅是他的遗传禀赋和生活方式选择的结果,生命早期存在的社会、心理和环境因素可能对短期和长期健康结果都产生重大影响。本书提出生命历程健康发展理念:认为健康发展是建立并保持最佳功能能力和疾病抵抗能力的终身适应性过程,是从怀孕之前一直持续到整个生命跨度的动态过程,可以通过制定贯穿一生的健康干预策略来影响老年期的健康状况,通过不断累积的健康优势使得个体或群体的健康发展轨迹实现最优化。

全书的开篇始于对于社会经济地位相关研究的回顾,通过对已有研究的广泛搜集和深入阅读,认为目前我国学界已有的针对社会经济地位所做的定义比较注重普遍性适用性,在以后的研究中应充分重视社会经济地位概念的特殊性;本书中已经采取了比较成熟的社会经济地位概念化和操作化路径,笔者也已经充分认识到社会经济地位概念的操作存在本土化问题,但是本书仍旧没有能实现社会经济地位测量上的突破,即需要结合单一指标、多元指标和复合型指标的综合应用;本书深入发掘了社会经济地位在健康研究中的应用,提出家庭社会经济地位理念的应用比个体社会经济地位的度量更具操作性。

当对群体健康的研究从生物医学或自然条件转向社会科学研究时,社会学家已经证明,疾病的传播很大程度上受到个人的社会经济地位、民族传统或信仰以及其他文化因素的影响。本书详细地梳理了社会科学对于健康研究的演进,提出健康不仅是个人或群体能够实现愿望和满足需求的程度,更是改变和应付环境的能力。因此,健康状态应该被视为日常生活的资源,而不是生活的目标。

之后,本书将目标集中于长期以来各国政府、社会为保障国民健康所提出的健康保障策略框架上,针对健康政策的梳理与回顾,比对了中美之间以改善人口健康为目标的保障策略框架和社会政策细目,指出贯穿整个生命周期的健康保障理念已经逐步成为全球健康保障策略的出发点和立足点。

本书的理论框架由两条主线延伸为四个观念支点。两条主线分别为:生命理论、健康理论,进而引出以全生命过程看待健康的累积延续观;以个体生命历程探讨童年、青少年、成年以及老年阶段下家庭社会经济地位的结构观,以家庭生命周期为背景看待个体健康水平变迁的动态发展观,以及综合健康影响的环境因素、行为因素、文化因素、社会经济地位因素的整合观。

生命理论,即与生命相关的四个理论群:生命历程理论、生命周期理论、生命史理论和生命跨度理论。生命历程理论和生命周期理论是本书的核心支撑理论,为后续所提出的贯穿整个生命历程的社会经济变迁,生命历程中健康问题,以及本文的中心观念——生命历程健康发展视角的建立奠定了基础。

健康研究理论研究梳理了有关健康获得、健康维持、健康影响的社会科学理论,包括:健康行为理论、健康信念模型、综合健康管理理论、健康教育与健康促进理论。通过理论梳理本部分提出健康发展的多重情境因素包括基因天赋、物质环境、家庭环境、心理环境、文化和政策环境、健康照料系统等方面。通过梳理,我们发现老年期健康水平很大程度上取决于生命各个发展阶段的影响,不同因素在个体健康生命历程的不同阶段的地位与作用是有很大差异的,个体处于不同的年龄阶段,健康对不同的环境需求和反映也是不同的。

本书中家庭社会经济地位(SES)概念的重新提出是为了与传统意义上的社会经济地位(SES)概念及其框架下的家庭社会经济地位(FSES)进行区别,通过对健康、生命发展历程、生命周期等理论的剥离,我们发现家庭其实是个体健康变化的生产者、承载者与实践者。较之于个体的社会经济地位,个体赖以生存的家庭的社会经济地位对健康发展的影响意义更为显著。在这一部分研究提出了家庭社会经济地位概念,以去除在中国情景下的社会经济地位概念原子化、狭窄化、静态化的误解,还原社会经济地位概念的原貌,注重结构性要素、强调"他者"的存在,更是动态变化的。

随后即转入生命历程的概念剖析,将静态的、截面的健康研究融入纵向的时间维度,提出健康是我们一生中所遇到的风险行为、保护因素和环境因素的产物,这些因素对特定的结果具有累积的、附加的、甚至倍增的影响。健康问题置于整个生命历程中来看的话,老年期实质上是个体健康问题的一个特殊阶段,在理论上试图回答社会经济地位对健康发展的作用路径,分析作为健康发展的一个特殊阶段,老年人的健康状态是如何改变的。

此后,笔者在《中国老年群体健康状况评价与干预机制研究》一书中,通过数量分析和模型分析来描述、还原、试图解释如下问题:(1)2002 年—2014 年间我国老年群体健康的变化趋势;(2)2002 年—2014 年间我国老年群体社会经济地位发展评价;(3)个体早期家庭生活质量对其老年期健康状况存在哪些影响?(4)不同个体老年期健康水平之间的差异是通过怎样的路径实现的?(5)我国老年人社会经济地位影响其健康水平的直接效用和潜在效用的路径是什么?

首先笔者利用 CLHLS(1998—2014 年)共 7 期的数据,回答了 1998 年—2014 年间我国老年人健康水平状况在不同群组之间的差异分布状况,回答了群组类别之间在健康水平状况上健康不平等的问题;二是老年人健康水平状况在不同群组类别上随时间推移的差异分布,讨论不同年份之间在健康水平发展问题;三是老年人健康水平状况在群组之间的差异随时间推移的差异分布,探讨健康不平等的发展趋势问题。

随后笔者使用 CHARIS(1989—2015 年)共 10 期的追踪数据,将每一期追踪数据作为截面数据使用,通过对截面数据的分析大体了解不同城乡、不同性别群体年龄与社会经济地位水平的关系及这种关系的变化情况。从社会经济地位水平及其变化情况来看,城乡是基本区隔,其次才是性别;从年龄与社会经济地位水平的相关关系来看,年龄越大,社会经济地位水平越低;从影响社会经济地位水平的可能原因来看,城市人口在最高学历、职业声望、个人收入三个变量的相对水平均经历了一个上升再下降的过程,这一变化过程与其社会经济地位水平的变化基本一致。

笔者力图建构生命周期健康的社会经济地位模型。生命周期模型包括健康、长寿、财富、收入、教育、工作及与工作相关的身体和社会心理健康压力、休闲、健康投资(如运动,医疗)、健康与不健康的消费(包括住房、社区社会环境),通过模型分析,我们发现财富、收入和教育通过相对于财富的边际价值增加健康的边际价值来影响健康行为;健康的较高边际价值反过来又增加了健康消费的边际效益,以及不健康的工作(和生活)环境和不健康消费的边际成本;财富,收入和教育测量出更高社会经济地位可以促进健康的生活方式,因此我们鼓励对健康的投资,鼓励健康的消费,阻止不健康的消费,并保护个人免受身体和心理上要求工作条件的健康风险。高社会经济地位个体拥有更健康的生活方式,因此导致高社会经济地位个体和低社会经济地位个体的健康轨迹发生分歧。

我们无法避免回答老年人健康状况分布不均衡、不平等的问题,研究需要从儿童期和青少年期,成年期不同的经济社会地位变化来考察个体早期家庭社会经济地位对其老年期自评健康影响上的调节作用。研究发现老年人早期家庭社会经济地位对其老年期自评健康具有保护效应,而成年期经济社会地位对老年期健康水平则具有调节效应。当个体在成年期经历了社会经济地位提升,会显著降低早期家庭社会经济地位对其老年期自评健康的影响效应,缩小因早期家庭社会经济地位造成的健康水平差异。

将老年期健康水平纳入生命历程角度来考察就不可避免地要回答早期生活经历对老年期健康影响的机制是什么,根据生命历程理论,个体早年的禀赋、经历会对生命历程后期结果产生巨大而持久的影响。因此,须深入考察个体童年时代的生活经历对其晚年健康状况造成影响的程度。从整个生命历程来看,个体的晚年健康状况与其童年时期的不幸经历密切相关;个体在童年时期遭遇了不幸经历之后,其晚年的健康水平会显著降低。进一步的研究发现,童年时期有过不幸经历的个体即使在生命历程后期得以提升经济条件,步入高收入阶层,他们的健康状况也远比不上从更加优越的生活环境里成长起来的同龄个体。这说明童年时期不幸经历的影响是持久深远的,个体日后经济条件的改善并不会有效抵消童年时期不幸经历对晚年健康的负向抑制作用。

为了弥补目前为止出现的研究结果的截面化、片段化,以至无法提供对健康的发育起源等现象、压力如何影响当前和未来的健康、个人和环境之间的动态相互作用的后果提供全面的解释,我们选在将社会经济地位影响老年期健康状况方面进行路径分析,利用结构方程模型为研究工具,弥补本研究之前所存在的测量、验证单一化问题,具体探讨我国老年人社会经济地位影响其健康水平的路径与直接效应。将理论影响因子纳入模型后,分析结果显示,相关因子对老年期健康均存在直接或间接的作用,在控制了其他相关变量的前提下,老年人社会经济地位对其健康水平的直接效应具有统计显著性,即老年人社会经济地位越高,其健康状况越好,越具有显著的正向预测能力。

二、社会经济地位研究的政策意义

社会经济地位的生命历程视角塑造了家庭、教育和工作的社会轨迹,它们进一步又影响着行为和特定的发展路线。有些人能够选择他们所走的道路,这是一种被称为"个体能动性"的现象,但这些选择并不是在真空中作出的。所有的生活选择都取决于机遇,并且受制于特定的社会结构和文化。本研究讨论了消除健康差异需要关注的所有社会经济地位要素及其影响健康的途径。我国越来越重视医疗保健的相关研究,对于社会保险的问题却并没有取得令人欣喜的进展。

笔者建议国家未来发展政策的建议和规划,不仅仅从经济效率或经济安全的视角出发,不仅仅考虑人口结构的制约和限制,我们在未来国家政策的制定中应根据国家健康状况的影响制定"保底式"国家健康基线。

以美国为例,为响应艾奇逊委员会对早期生活的关注,最初的一步就是为儿童提供全民覆盖的医疗保险。但我们仍旧缺乏确保所有儿童纳入社会保险的国家政策。基于本研究所提出的:童年时期是一个人成长发展的关键期和敏感期,此时所发生的生活事件、遭遇的生活经历将对其终生健康产生持续的、长期的影响,甚至后期的经历和社会经济状况都将无法消除这种影响。因此,在我国老龄化程度日益加深的背景下,实施"健康中国"战略,促进全民健康,需要突出生命早期阶段预防的重要性,树立"从生命早期预防"的理念,提升"生命历程健康发展"的意识,重视影响健康的上游因素,加强在生命历程早期的健康干预和保护。

然而,即使我们提供全面覆盖,社会经济地位梯度扩大之后的疾病和损伤模式仍将存在。参考美国,大部分关联是由于社会经济地位对疾病发生的影响,减少社会经济地位影响的政策需要覆盖前面讨论的所有领域。纠正基本的经济和社会不平等并非易事,通过税法和公共投资重新分配资源也始终是有争议的。其促进教育机会增多的政策可能在政治上不那么分裂,但这种努力仍然面临着强烈反对。艾奇逊委员会优先考虑改善生育年龄妇女和儿童健康的政策,以尽量减少生命早期不平等的影响。支持早期儿童方案的政策主要得到学校成就和较低的拖欠率等社会成果的支持;证明这些计划的健康益处(及其相关的成本节约)可能会增加其支持的理由。

劳动力市场的不平等可能正在扩大"富人"和"穷人"之间的健康差距。因而影响劳动力市场保健政策可能是我们可以应用的最重要的政策工具,尽管它的采用可能会增加不平等程度,尽管有可能扩大高技能工作和低技能工作之间的收入差距,但是这项政策的推进和实施可以创造更多的就业机会,使得更多的穷人愿意走向工作岗位。

虽然社会经济地位对个体的健康影响发生在整个社会经济地位层级范围内,但对于贫困人群来说,维持健康的负担尤为巨大。鉴于这一事实,旨在增加穷人收入(和收入保障)的政策应对健康结果将产生最大的积极影响。此类政策有助于提升贫困家庭的收入,但是会将福利改革总体上推向相反的方向,反而会削弱受助人的津贴水平。这些干预措施影响了资源的分配,从而影响了不平等的轮廓,至少在理论上应该会在健康结果中留下痕迹。

不针对穷人的健康促进工作可能会增加社会经济地位的差异,因为有更多资源的人更容易根据这些差异来对信息采取行动。例如,在美国外科医生发布关于吸烟的报告之后,受教育程度越高的人吸烟率下降得越来越快,在运动方面,例如将增加步行和骑自行车的倡议,这些政策就需要在公共服务方面的跟进,比如特别提供自行车道和安全保护措施,及光线充足的步行场所。显然,这些公共产品在更富裕的社区更容易获得,反而加剧了结果的不平衡。

三、生命历程健康发展对于社会政策的启示

一是需要重新审视健康的测量问题:首先从理念上要从消极的测量走向积极的测量,对于健康的测量应该从"疾病的存在与否"向测量个体能力水平和健康潜力转变,实现未来健康目标的适应性能力。即以积极的视角看待健康,将健康看作一种不可多得的且长期有效的财富来进行测量。其次,需要建立成体系的、以个体为服务对象的、可长期跟踪的纵向数字化健康监管系统。

二是应及早完成生命历程健康发展服务的顶层设计、组织和规划:整合健康管理路径,同时性的调整若干个行为风险因素,包括饮食、运动和压力管理等;关注垂直综合健康照料系统,提供一级、二级、三级照料系统与纵向健康照料系统的集合(纵向照料系统更注重从时间维度上去解决个体健康问题)。照料系统应该包括垂直的、水平以及纵向的健康照料体系,生命历程健康发展的纵向健康照料强调结构的层次,横向健康照料强调时期维度,而长期的跟踪照料则要强调针对特殊个体的个性化方案的制订。

三是将健康作为一种投资去管理,即所谓"老年期健康从娃娃抓起",本研究清晰地显示出从孕期,到幼儿期,到童年期、青年期、成年期、壮年期,直至老龄初期、中期、高龄期中健康累积和健康消费的过程,在老年前期的每一个阶段应清楚地认识到为老年期健康投资的方法与路径,尽量提升健康累积量,不断延长健康预期寿命,缩短老年不健康期的时长,缩短照料期的时长。

四是进行健康发展过程的规划,其应包括心理路径和系统、行为路径和系统、生理路径和系统三个支点,从国家层面和个体层面进行健康发展规划,选择制定健康优化策略,对健康促进资源进行优化组合、功能整合,协调生物行为过程,完善其成长、成熟和健康补偿机制。

四、需要进一步研究的问题

（一）成果存在的不足

本书所涉及课题要求开展跨学科研究,虽然课题组在社会科学多学科交叉研究中取得不少进展,例如,课题组成员在项目执行的五年内带动一个学术团队,新增社会学、人口学、管理学、经济学等领域四项各级社科基金课题,培养了上述学科领域十五位硕士,成为本校本学科的一个研究重镇,发挥了社会学在课题研究中的系统性引领性作用,但是,自然科学领域的医学、公共卫生学、老年医学等学科力量之间,存在着一定的"两张皮"现象。

（二）需深入研究的问题

尽管多数研究提出健康的形成机制在很大程度上是指的是生物有机体器官或系统功能正在逐步形成的过程,但这显然对老年人后期的生活研究作用不是很大,它更为关注早期的生活状态,在这个基础上也可以理解为对外界环境的适应能力时期,在这个适应过程中,需要对自身系统做出相应的调整和重新组合,以最大化地发挥功效,保持其与外界环境的协调。这种类似于时机概念的健康发展研究目前尚不明晰,需要进一步的研究和发掘。

本研究已经充分证明个体健康会多元影响因素的制约,其特征表现为多元性、多层面性以及复杂性。具体可以归纳为环境、文化、习俗、经济、社会、心理、生理系统等,它们以单独或相互作用形式共同作用于个体健康。我们在未来的研究中可试图勾勒我国人口健康发展轨迹,即将健康发展的呈现方式通过一条轨迹来刻画,指出敏感或关键的发展阶段,关注在不同的健康风险、健康暴露下个体对不同的影响因素做出的不适应性的反应,关注生命各个阶段对后续健康的影响效应,尝试从理论上划分调控过程。

建立健康发展的多重时间框架,确立生命历程健康发展框架中健康发展的关键或敏感期。这是健康功能发展的起始阶段,当生物功能系统正在被构建或改变的时候,发育中的有机体对有利或不利的环境因素特别灵敏和敏感,它强调要在某一关键期中实现某种干预,而且这种干预的效果往往是最大化效用,甚至是无法重复进行的。

健康发展存在转变期和转折拐点,转变的发生会对适应和调控系统施加压力,要求发展中的个体适应新的环境并采用新的反应模式;综合多个时间维度,包括生理发展时间维度、心理发展时间维度、文化发展时间维度等等。

理论研究中,虽然生命历程理论很早就实现了与老年学的融合,本研究也尝试发掘了生命历程理论在老年人健康领域的应用,但我们在理论层次上仍然没有厘清生命历程理论是如何一步步走向对老年人健康问题的研究路径的。也就是说,生命历程理论自身有一套概念、原理和命题,它首先在与健康领域进行融合的过程中,原有的一套概念、原理和命题是否会发生转变,如果发生了转变,体现在何处? 进一步问题期也是同样的道理,如果生命历程理论实现了与健康的融合,形成了生命历程健康理论,那么又如何进一步实现与老年群体的融合,形成生命历程老年健康理论呢? 未来应通过对国外生命历程相关研究的阐述过程回应这一问题。另一方面,实证层次上与理论研究仍存在很大的差距,即使存在部分对于健康或老年健康的相关生命历程的研究,但是,在上述关于生命历程老年健康理论框架尚未构建起来的当下,这种对于生命历程理论的直接应用难免会出现一定程度上的片面性和局限性。后续研究应在厘清生命历程老年健康理论的基本概念、原理和命题,在此基础上,通过对相应纵贯数据的使用进一步做实证研究,以期对老年人健康相关的生命历程研究作出贡献。

参考文献

[1] BLAU PETER M,OTIS DUDLEY DUNCAN . The American Occupational Structure[M]. New York: The Free Press,1967.

[2] SMITH A. An Inquiry into the Nature and Causes of the Wealth of Nations[M]. Oxford: Clarendon Press, 1976.

[3] ELDER GLEN H . Perspective on the Life Course[G]. ELDER GLEN H (ed). Life Course Dynamics: Trajectories and Transitions, 1968 – 1980. New York: Cornell University Press,1985.

[4] FETTERMAN D M, KAFTARIAN S J, WANDERSMAN A. Empowerment Evaluation: Knowledge and Tools for Self – assessment and Accountability [M]. Thousand Oaks, Calif. : Sage Publications, 1996.

[5] ZWEIFEL P,BREYER F. Health Economics[M]. New York: Oxford University Press,1997.

[6] ZWEIFEL P, FELDER S, MEIERS M. Ageing of Population and Health Care Expenditures: a Red Herring? [J]. Health Economics, 1999,8 (6): 485 – 96.

[7] GLANZ K, RIMER B K, LEWIS F M. Health Behavior and Health Education: Theory, Research, and Practice[M]. 3rd ed. San Francisco, Calif. : Jossey – Bass,2002.

[8] INSTITUTE OF MEDICINE. Speaking of Health: Assessing Health Communications Strategies for Diverse Populations[M]. Washington, D. C. : National Academies Press, 2002.

[9] HOLSTEIN J A,GUBRIUM J F. Handbook of Constrctionist Research [M]. NewYork:Guilford Press,2007.

[10] VISCUSI K W. Ealth Effects and Earnings Premiums for Job Hazards [J]. Review of Economics and Statistics,1978,60(3):408 – 416.

[11] VAN DE VEN W,VAN DE GAAG J. Health as an Unobservable: a MIMIC – Model of the Demand for Health Care[J]. Journal of Health Economics, 1982(1):157 – 83.

[12] WAGSTAFF A. The Demand for Health: Some New Empirical Evidence[J]. Journal of Health Economics, 1986a,5(3):195 – 233.

[13] WAGSTAFF A. The Demand for Health: Theory and Applications [J]. Journal of Epidemiology and Community Health,1986b,40(1):1 – 11.

[14] MCLEROY K R, BIBEAU D, STECKLER A, GLANZ K. An Ecological Perspective on Health Promotion Programs[J]. Health Education Quarterly,1988(15):351 – 377.

[15] BARANOWSKI T, et al. Increasing Fruit and Vegetable Consumption among 4th and 5th Grade Students: results from focus groups using reciprocal determinism[J]. Journal of Nutrition Education,1993(25):114 – 327.

[16] RIED W. Comparative Dynamic Analysis of the Full Grossman model [J]. Journal of Health Economics,1998. 17(4):383 – 425.

[17] LORIG K, SOBEL D, STEWART A, et al. Evidence Suggesting that a Chronic Disease Self – Management Program Can Improve Health Status While Reducing Hospitalization[J]. Medical Care 1999,37(1):5 – 14.

[18] VISCUSI K W,ALDY J E. The Value of a Statistical Life: a Critical Review of Market Estimates Throughout the World[J]. Journal of Risk and Uncertainty,2003,27(1):5 – 76.

[19] SERDULA M K, GILLESPIE C, KETTEL – KHAN L, FARRIS R, SEYMOUR J, DENNY C. Trends in Fruit and Vegetable Consumption Among Adults in the United States: behavioral risk factor surveillance system, 1994—2000[J]. American Journal of Public Health,2004,94(6):1014 – 1018.

[20] KOHLI MARTIN,The Institutionalization of the Life Course: Looking Back to Look Ahead[J]. Research in Human Development 4,2007.

[21] SMITH J P. The Impact of Socioeconomic Status on Health Over the

Life Course[J]. Journal of Human Resources,2007,42(4):739 – 764.

[22] VAN KIPPERSLUIS H, VAN OURTI T, O'DONNELL O A,VAN DOORSLAER E. Health and Income Across the Life Ccycle and Generations in Europe[J]. Journal of Health Economics,2009,28(4):818 – 30.

[23] VAN KIPPERSLUIS H, VAN OURTI T, O'DONNELL O A,VAN DOORSLAER E,VAN OURTI T. Socioeconomic Differences in Health over the Life Cycle in an Egalitarian Country[J]. Social Science and Medicine,2010,70 (3):428 – 38.

[24] POTERBA J, VENTI S,WISE D A. Health, Education, and the Postretirement Evolution of Household Assets[J]. Journal of Human Capital,2013,7 (4):297 – 339.

[25] RAVESTEIJN B,VAN KIPPERSLUIS H,VAN DOORSLAER E. The Contribution of Occupation to Health Inequality[J]. DIAS P R,ODONNELL O, eds. Research on Economic Inequality,2013(21).

[26] VAN KIPPERSLUIS H,GALAMA T J. Wealth and Health Behavior: Testing the Concept of a Health Cost[J]. European Economic Review, 2014 (72):197 – 220.

[27] STRULIK H. Frailty, Mortality, and the Demand for Medical Care [J]. Journal of the Economics of Ageing,2015(6):5 – 12.

[28] POTERBA J M, VENTI S F, WISE D A. Were They Prepared for Retirement? Financial Status at Advanced Ages in the HRS and AHEAD Cohorts [G]. WISE D A, et al. Investigations in the Economics of Aging. Chicago, IL: University of Chicago Press,2011.

[29] 于学军. 中国老年人口健康研究[J]. 中国人口科学,1999(04):1 –11.

[30] 李建新,张风雨. 城市老年人心理健康及其相关因素研究[J]. 中国人口科学,1997(03):29 – 35.

[31] 董藩,邓建伟. 以生命历程视野看三峡库区移民[J]. 中国国情国力,2000(11):38 – 40.

[32] 蔡文媚,柳玉枝. 高龄老人健康长寿问题的社会人口学研究[J]. 中国人口科学,2001(S1):63 – 67.

[33] 忻丹帼,何勉,张军.健康测量的进展及测量方法[J].现代临床护理,2003(04):51-53.

[34] 李春玲.当代中国社会的声望分层:职业声望与社会经济地位指数测量[J].社会学研究,2005(2):74-102,244.

[35] 包蕾萍,桑标.习俗还是发生?:生命历程理论视角下的毕生发展[J].华东师范大学学报(教育科学版),2006(01):49-55,62.

[36] 苏国强.生命周期理论与中国农村妇女的生命文化周期探构[J].社会工作下半月(理论),2010(02):63-64.

[37] 陈友华,徐愫.中国老年人口的健康状况、福利需求与前景[J].人口学刊,2011(02):34-39.

[38] 戴卫东.改革开放以来老年福利制度建设的经验与教训[J].武汉科技大学学报(社会科学版),2012,14(04):363-367.

[39] 周靖,段丁强.社会经济地位与居民健康:解释框架及启示[J].湖北社会科学,2013,(12):40-43.

[40] 戴志鹏.21世纪以来我国老年人体育事业发展规划体系研究[J].体育科研,2014,35(02):65-72.

[41] 卢斌典,陈敏."场域-惯习"视域下竞技体育异化的研究:兼论体育伦理学的体系构建[J].理论建设,2018(05):32-35.

[42] 安华.土地流转背景下农村养老的金融支持路径研究[J].现代经济探讨,2019(01):122-127.

[43] 祝莹,程慧秋.沈阳市养老设施规划策略研究[J].居舍,2019(07):99,194.

[44] 王颖.淮安市的空间结构与区域发展[D].南京:南京师范大学,2003.

[45] 于慧.生命历程理论视野下我国学校德育衔接问题[D].郑州:河南大学,2012.

[46] 胡治宇.大学生择业意识的社会学研究:基于贵州大学的实证分析[D].贵阳:贵州大学,2012.

[47] 王雪燕.社会经济地位、生活方式与中国居民的健康不平等[D].厦门:厦门大学,2014.

［48］何惠亭. 新生代农民工就业流动轨迹及其政策研究［D］. 上海：华东理工大学，2015.

［49］陈忱. 建国以来中国共产党人民生建设思想发展轨迹研究［D］. 锦州：辽宁工业大学，2015.

［50］王璇. 历史文化街区适老化改造规划研究［D］. 绵阳：西南科技大学，2017.

［51］王孟元. 社会经济地位、生活方式与居民自评健康［D］. 济南：山东大学，2019.

［52］刘远立. 中国老年健康研究报告（2018）［M］. 北京：社会科学文献出版社，2019.

［53］费孝通. 乡土中国［M］. 北京：北京大学出版社. 1998.

［54］中共中央、国务院关于加强老龄工作的决定［EB/OL］. 中国政府网，［2000 － 08 － 21］. http://www. nhc. gov. cn/jtfzs/s3581c/201307/e9f0bbfea6c742ec9b832e2021a02eac. shtml.

［55］卫生部印发《护理院基本标准（2011 版）》的通知［EB/OL］. 中国政府网，［2011 － 03 － 21］. http://www. gov. cn/gzdt/2011 － 03/21/content_1828316. htm.

［56］国务院关于印发中国老龄事业发展"十二五"规划的通知［EB/OL］. 中华人民共和国国务院新闻办公室，［2011 － 09 － 23］. http://www. scio. gov. cn/zggk/gqbg/2011/document/1014340/1014340_1. htm.

［57］国务院政策例行吹风会:《"十三五"卫生与健康规划》及《"十三五"期间深化医药卫生体制改革规划》有关情况［EB/OL］. 中国政府网，［2016 － 12 － 23］. http://www. nhc. gov. cn/xcs/s3574/201701/daa2f3d1742e463a8fa1c8b83737e8b5. shtml.

［58］卫计委解读《"十三五"卫生与健康规划》［EB/OL］. 人民网，［2017 － 01 － 10］. http://politics. people. com. cn/n1/2017/0110/c1001 － 29013396. html.